# 腹腔镜胃癌根治术
## 淋巴结清扫技巧

*Laparoscopic Radical Gastrectomy for Gastric Cancer：*
*Technique of Lymphadenectomy*

### （第2版）

主　编　黄昌明　　郑朝辉

副主编　李　平　　谢建伟

编　者　王家镔　　林建贤　　陆　俊　　陈起跃　　曹龙龙　　林　密

　　　　邵　敏　　许　沐　　涂儒鸿　　陈瑞福　　陈　坦　　吕陈彬

　　　　张俊榕　　余　倩　　杨鑫涛　　林光锬　　林惠忠　　林　曦

U0391982

人民卫生出版社

**图书在版编目（CIP）数据**

腹腔镜胃癌根治术淋巴结清扫技巧/黄昌明,郑朝辉主编.—2 版.—北京:人民卫生出版社,2015

ISBN 978-7-117-20433-0

Ⅰ.①腹…　Ⅱ.①黄…②郑…　Ⅲ.①腹腔镜检-应用-胃癌-外科手术　Ⅳ.①R656.6

中国版本图书馆 CIP 数据核字(2015)第 047036 号

| | | |
|---|---|---|
| 人卫社官网　**www. pmph. com** | 出版物查询,在线购书 |
| 人卫医学网　**www. ipmph. com** | 医学考试辅导,医学数据库服务,医学教育资源,大众健康资讯 |

**腹腔镜胃癌根治术淋巴结清扫技巧**
第 2 版

主　　编:黄昌明　郑朝辉
出版发行:人民卫生出版社(中继线 010-59780011)
地　　址:北京市朝阳区潘家园南里 19 号
邮　　编:100021
**E - mail**:pmph @ pmph. com
购书热线:010-59787592　010-59787584　010-65264830
印　　刷:中国农业出版社印刷厂
经　　销:新华书店
开　　本:787×1092　1/16　印张:12
字　　数:292 千字
版　　次:2011 年 11 月第 1 版　　2015 年 4 月第 2 版
　　　　　2018 年 7 月第 2 版第 3 次印刷(总第 5 次印刷)
标准书号:ISBN 978-7-117-20433-0/R·20434
定　　价:128.00 元
打击盗版举报电话:**010-59787491**　**E-mail**:**WQ @ pmph. com**
(凡属印装质量问题请与本社市场营销中心联系退换)

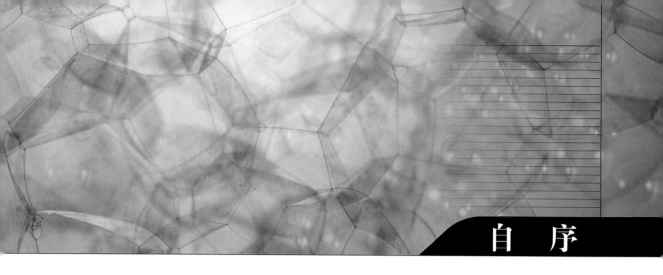

# 自 序

    《腹腔镜胃癌根治术淋巴结清扫技巧》第 1 版自 2011 年 11 月出版以来，已有 3 年，颇受广大胃肠外科医师的青睐。

    目前，腹腔镜技术已广泛应用于早期胃癌，并逐步推广到局部进展期胃癌的治疗中。随着时代的进步和手术理念的更新，要顺利完成腹腔镜胃癌根治术不但要有熟练的手术技巧，而且还对规范化、程序化的手术操作提出了更高的要求。有鉴于此，我们决定对本书进行修订。第 2 版在秉承第 1 版精髓的基础上，对原有的章节进行了更为详实的阐述、补充和更新。在添加大量更为精美的手术图片的同时，还利用现代数字媒体技术，增加了适合移动终端观看的手术视频；本书还增加了腹腔镜胃癌根治术后消化道的重建、腹腔镜胃癌手术相关并发症的防治等内容，使其更全面，更加贴近临床实践。

    福建医科大学附属协和医院胃外科作为我国综合性医院中第一个致力于胃肿瘤治疗的专业科室，年腹腔镜胃癌手术量已超过 500 台。目前以手术总量突破 2500 台而成为我国完成腹腔镜胃癌手术最多的中心。经过近几年的发展，我们已能对所有局部进展期的胃上部癌患者常规进行腹腔镜原位脾门淋巴结清扫，并提出"黄氏三步法"的手术步骤，以便让更多的医师能够掌握该项技术。此外，我们还是国内最早开展全腹腔镜远端胃癌根治术后 Delta 吻合的单位，目前也是国内完成例数最多的中心。我们将 7 年腹腔镜胃癌手术历程的点点心得体会重新整理提炼，再次付梓出版，希望能给予广大致力于胃癌外科治疗的同仁们以新的启迪，让腹腔镜胃癌手术得到进一步的推广和发展。

    本书第 1 版经数载构思积累，第 2 版又历时一年的修订，其编者均为福建医科大学附属协和医院胃外科长期工作在临床一线的医师，他们在完成繁重临床任务的同时，牺牲了宝贵的休息时间，为本书的顺利再版倾注了大量心血。本书的再版也得到了人民卫生出版社有关部门的鼓励和支持，在此一并致以诚挚的感谢。同时恳请专家、同道和广大读者不吝赐教，以使得本书日后再次修订出版时能进一步改进提高，最终铸成精品。

黄昌明

2014 年 12 月于福州

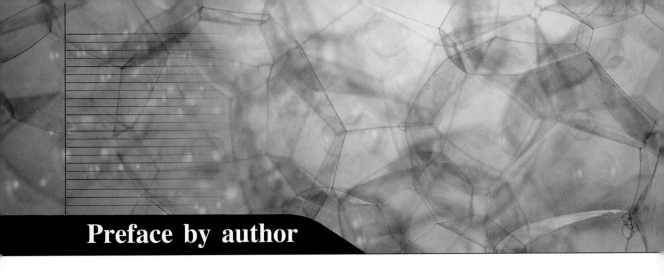

# Preface by author

The first edition of *Laparoscopic Radical Gastrectomy for Gastric Cancer*: *Technique of Lymphadenectomy* has been popular among colleagues during the 3 years since its publication in November 2011.

Currently, laparoscopic techniques for early gastric cancer have gradually developed and progressed worldwide. This surgical technique has also been utilized in treating locally advanced gastric cancer. With rapid updating in surgical management, successful performance of laparoscopic radical gastrectomy for advanced gastric cancer requires not only proficient surgical techniques, but also standardized and programmed surgical procedures. Accordingly, we decided to publish the second edition. While retaining the popular feature of the first edition, all chapters in the second edition have been extensively modified and updated. A large amount of more magnificent pictures have been added to this new edition. In addition, to make this book more comprehensive and clinically useful, we have incorporated more clinical issues including reconstruction of the digestive tract along with prevention and treatment of complications associated with laparoscopic surgery for gastric cancer.

More than 500 laparoscopic operations are performed for gastric cancer every year in our center (Department of Gastric Surgery, Fujian Medical University Union Hospital, Fuzhou, China), which is the first professional department devoting to the treatment for gastric tumor among the general hospitals in China. Till date, we have performed the largest number of laparoscopic surgery for gastric cancer in China with the number being more than 2500. After recent years of development, we are now able to routinely perform laparoscopic spleen-preserving splenic hilar lymphadenectomy for advanced upper-third gastric cancer. And we summarized the operative procedure as Huang's three-step maneuver, allowing increasingly more budding surgeons to easily master this technique. Moreover, delta-shaped gastroduodenostomy following totally laparoscopic distal gastrectomy was first performed in China in our center, and we have performed the largest number of these surgeries in China. Our 7-year experience of laparoscopic surgery for gastric cancer is summarized again and refined into the second edition of this book, with the hope that

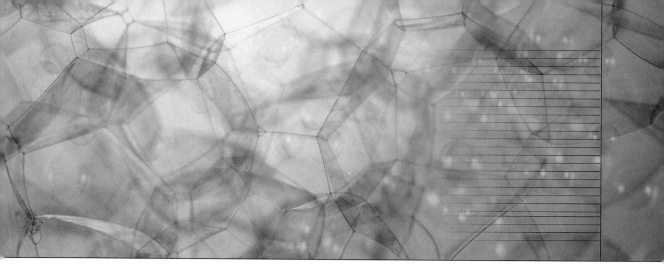

this book will eventually provide new inspirations for all of the colleagues who have devoted themselves to the surgical treatment for gastric cancer and that it will facilitate the promotion and development of laparoscopic surgery for gastric cancer.

The first edition of this book was finished after several years of conception and accumulation, and now the second edition experiences one year of revision. The editors are the dedicated doctors of Department of Gastric Surgery, Fujian Medical University Union Hospital, Fuzhou, China. They are all from the clinical front line. Besides the heavy clinical hours, they still sacrifice plenty of their precious time to put an incredible effort into publishing this book. I would like to express my gratitude from the bottom of my heart for their devotion to this book. I would also like to appreciate the related departments of People's Medical Publishing House for their encouragement and support. Finally, we will be very happy to receive your valuable feedbacks from all experts, fellows, and keen readers to make further improvement on this book and its later editions, so that it becomes outstanding book in the field of laparoscopic surgery for gastric cancer.

**Chang-Ming Huang**
December 2014 in Fuzhou, China

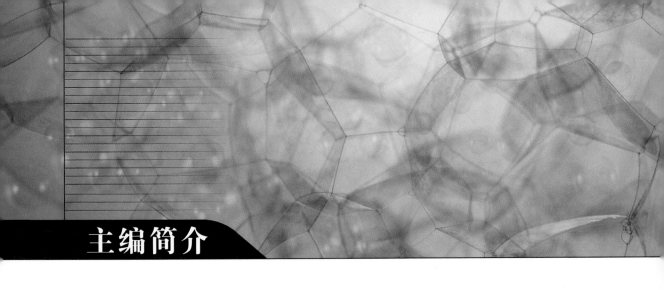

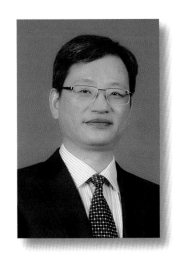

　　黄昌明，教授、主任医师、博士生导师。现任福建医科大学附属协和医院胃外科主任。中国抗癌协会胃癌专业委员会常委、中国医师协会外科医师分会肿瘤外科医师委员会副主任委员、中国医师协会外科医师分会微创外科医师委员会委员。任《中华胃肠外科杂志》编委，《中华外科杂志》通讯编委，《中华医学杂志》、《中华医学杂志英文版》和《World Journal of Gastroenterology》审稿专家。在SCI 源期刊、中华医学系列杂志等专业期刊上发表论文 100余篇，主编《腹腔镜胃癌根治术淋巴结清扫技巧》（人民卫生出版社）。多次荣获福建省科学技术成果奖，现承担多项国家级和省级科研课题。

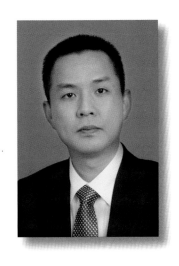

　　郑朝辉，副教授、副主任医师。现工作于福建医科大学附属协和医院胃外科。中国抗癌协会胃癌专业委员会青年委员、中国医师协会外科医师分会肿瘤外科医师委员会委员、中国医师协会外科医师分会肥胖和糖尿病外科医师委员会委员。在 SCI 源期刊、中华医学系列杂志等专业期刊上发表论文 10 余篇，作为副主编参与编写《腹腔镜胃癌根治术淋巴结清扫技巧》（人民卫生出版社）。多次荣获福建省科学技术成果奖，现承担多项国家级和省级科研课题。

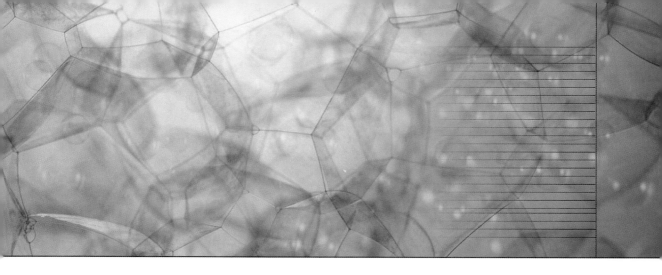

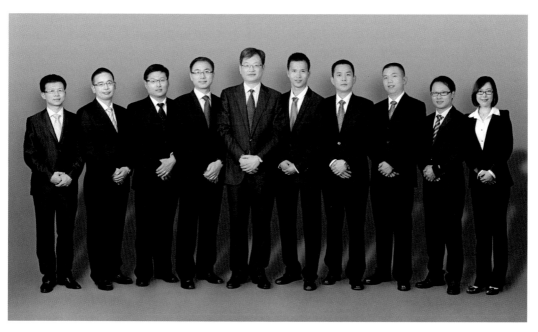

我们的团队：福建医科大学附属协和医院胃外科
从 左 向 右：曹龙龙　李　平　王家镔　陆　俊　黄昌明
　　　　　　　陈起跃　郑朝辉　谢建伟　林建贤　林　密

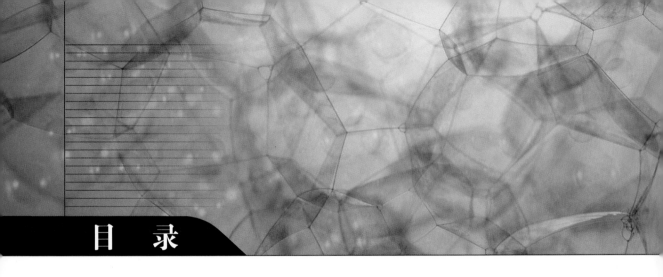

# 目 录

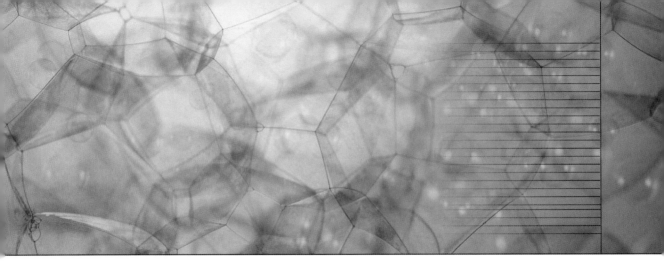

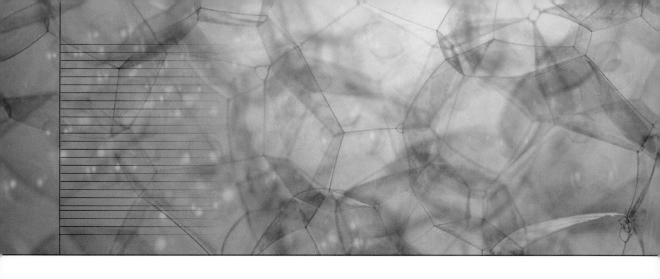

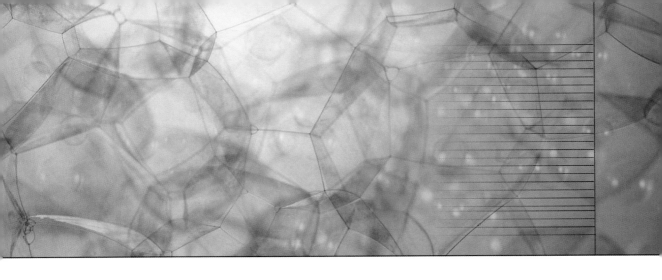

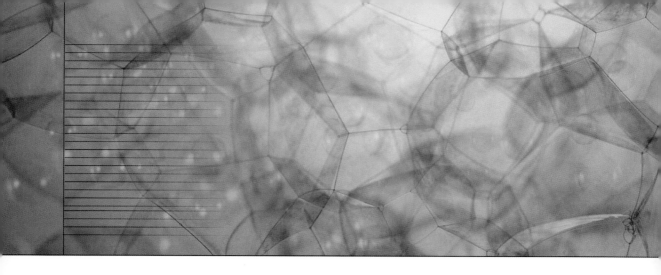

# 第一章

# 胃周淋巴系统解剖生理学概述

## 一、胃淋巴结回流路径

19 世纪末，当人们认识到淋巴结转移是胃癌最常见的转移方式，单纯的胃切除术治疗胃癌难以达到满意效果时，许多欧美学者就开始研究胃的淋巴回流路径，探索胃癌淋巴结转移规律，尝试相关淋巴结的切除。当时已经发现胃癌的淋巴结转移不仅在胃周，也常出现在胰腺上缘等部位。1944 年，日本的 Kajitani 根据 166 例胃癌淋巴结切除的结果，总结出沿腹腔动脉系统分布的淋巴结与胃癌转移密切相关，提出了进行胃癌系统性淋巴结清除的理念。随后，Kajitani 率领日本胃癌研究会按照这一理念，首先从解剖学上将与胃癌转移相关的淋巴结逐一分组并详细地描述胃的淋巴回流路径，进而从组织学上观察转移淋巴结的分布，总结淋巴结转移规律，奠定了胃癌系统性淋巴结清除的理论基础。从解剖学上描述胃的淋巴系统是日本学者在研究胃癌淋巴结转移规律中迈出的关键一步。

胃壁各层的淋巴结管网按一定的流动方向相互吻合沟通，大体上与静脉伴行并汇入胃周的淋巴系统。但是淋巴结清扫术则沿动脉廓清，并且以动脉命名各组的胃周淋巴结分组，因而正常的胃壁淋巴回流习惯上按四支主要动脉分为四区：

Ⅰ区（胃网膜右动脉分布区）：收集幽门部和胃体下半部大弯侧淋巴回流。该区域淋巴管丰富，沿胃网膜动脉注入幽门下淋巴结，其输出管再经幽门后淋巴结和幽门上淋巴结汇入肝动脉周围淋巴结和腹腔动脉周围淋巴结。另一部分沿胰头前面的胃网膜静脉汇入结肠中静脉根部淋巴结和肠系膜上静脉淋巴结。

Ⅱ区（胃短动脉和胃网膜左动脉分布区）：收集胃底大弯侧左半部分和胃体大弯上半部的淋巴回流，该区域淋巴管少，经脾胃韧带注入脾门和胰尾间的胰脾淋巴结。其中胃底左半侧淋巴管向左行注入脾淋巴结，而该处后壁一部分淋巴管可直接注入胰脾淋巴结。胃体大弯侧的左半部分淋巴管，沿胃网膜左动脉向左行，大部分直接注入脾门淋巴结，少部分经胃左下淋巴结汇入脾门淋巴结，再注入脾动脉周围淋巴结，最后汇入腹腔动脉周围淋巴结。

Ⅲ区（胃左动脉分布区）：该区收集贲门部、胃底右半侧、胃小弯左半侧的淋巴回流。

其中胃底右半侧淋巴管大部分注入贲门前和贲门旁淋巴结，少部分注入贲门后和胰胃淋巴结，偶尔注入左膈下淋巴结。胃小弯左半侧淋巴管大部分注入胃上淋巴结，少部分直接注入胰胃淋巴结。贲门部淋巴管大部分注入贲门前、后和贲门旁淋巴结，而少部分注入胃上和胰胃淋巴结。上述贲门前、后、旁淋巴结和胃上淋巴结均经胰胃淋巴结汇入腹腔动脉周围淋巴结，该区是胃的重要淋巴回路。

Ⅳ区（胃右动脉分布区）：胃右动脉细，血液少，且该区淋巴管细少，沿胃右动脉分布的幽门上淋巴结也少。此处汇集胃幽门部小弯侧淋巴管可经肝、十二指肠韧带逆行进入肝门淋巴结，但大部分经肝总动脉周围淋巴结注入腹腔动脉周围淋巴结。

残胃癌由于第一次手术操作造成残胃的淋巴回流及解剖学的改变，使其与普通胃癌淋巴回流相比有很大的不同[1-3]。首先，胃小弯侧因胃左动脉和（或）其降支被切断，沿胃左动脉的淋巴回流改向贲门右走行，再转向腹腔动脉周围；而大弯侧淋巴主要引流至脾门与脾动脉干区域。另外，残胃壁内淋巴回流与周围连接的脏器相沟通，即贲门胃底淋巴回流可以通过食管-胃结合部流入食管下段，残胃远侧淋巴回流向十二指肠壁内（毕-Ⅰ式吻合）或空肠壁内（毕-Ⅱ式吻合），尤其是胃切除毕-Ⅱ式消化道重建术后残胃癌者，癌细胞可以通过胃空肠吻合口向其所属系膜的淋巴结转移，直达小肠系膜根部淋巴结。通过研究发现，初次手术保留胃左动脉的残胃患者与胃上部原发性胃癌相同，残胃淋巴回流从小弯侧沿胃左动脉回流是其主要途径；而初次手术切除胃左动脉者则由于向胃小弯侧的淋巴回流被阻断，而向大弯侧的淋巴回流则取代成为主要途径。具体来说残胃癌的淋巴回流主要集中在以下3个方面：①沿原来胃左动脉、胃后动脉及脾动脉方向的回流；②沿胃吻合的十二指肠及空肠的淋巴流向；③胸腔内淋巴流向。

## 二、胃周淋巴结分组

日本胃癌研究会按照解剖学将胃癌转移有关的淋巴结按以下分组（表1-1，图1-1，图1-2）[4]：

表1-1　日本胃癌研究会胃癌淋巴结分组

| No. | 名称（组别） | 定义 |
| --- | --- | --- |
| 1 | 贲门右侧 | 沿胃左动脉上行支进入胃壁的第1支（贲门支）的淋巴结和其贲门侧的淋巴结，包括贲门右淋巴结和贲门前淋巴结 |
| 2 | 贲门左侧 | 贲门左侧的淋巴结，左膈下动脉食管贲门支存在的病例，沿此血管的淋巴结（含根部），包括贲门左淋巴结和贲门后淋巴结 |
| 3 | 胃小弯 | 在胃小弯的小网膜两层腹膜之间，沿胃左动脉和胃右动脉之间排列 |
| 4sa | 大弯左群（沿胃短动脉） | 沿胃短动脉淋巴结（含根部） |

续表

| No. | 名称（组别） | 定义 |
| --- | --- | --- |
| 4sb | 大弯左群（沿胃网膜左动脉） | 沿胃网膜左动脉和大弯第1支淋巴结 |
| 4d | 大弯右群（沿胃网膜右动脉） | 沿胃网膜右动脉，向大弯的第1支的左侧 |
| 5 | 幽门上 | 胃右动脉根部沿向胃小弯的第1支淋巴结，多位于胃十二指肠动脉的起始部附近 |
| 6 | 幽门下 | 胃网膜右动脉根部到胃大弯的第1支淋巴结和胃网膜右静脉与到胰十二指肠上前静脉的合流部淋巴结（含合流部的淋巴结） |
| 7 | 胃左动脉干 | 从胃左动脉根部到上行支的分歧部淋巴结 |
| 8a | 肝总动脉前上部 | 肝总动脉（从脾动脉的分出部到胃十二指肠的分出部）的前面、上面淋巴结 |
| 8p | 肝总动脉后部 | 肝总动脉（同上）后面的淋巴结（与No.12p、No.16a2连续） |
| 9 | 腹腔动脉周围 | 腹腔动脉周围的淋巴结与之相连的胃左动脉、肝总动脉、脾动脉根部的淋巴结 |
| 10 | 脾门 | 胰尾末端以远的脾动脉周围、脾门部的淋巴结，胃短动脉根部和含至胃网膜左动脉的胃大弯第1支淋巴结 |
| 11p | 脾动脉干近端 | 脾动脉近端（脾动脉根部至胰尾末端距离的2等分的位置的近端）淋巴结 |
| 11d | 脾动脉干远端 | 脾动脉远端（脾动脉根部至胰尾末端距离的2等分的位置至胰尾末端）淋巴结 |
| 12a | 肝十二指肠韧带内（沿肝动脉） | 由左右肝管汇合部到胰腺上缘的胆管的2等分高度向下方，沿肝动脉的淋巴结 |
| 12b | 肝十二指肠韧带内（沿胆管） | 由左右肝管汇合部到胰腺上缘的胆管的2等分高度向下方，沿胆管的淋巴结 |
| 12p | 肝十二指肠韧带内（沿门脉） | 由左右肝管汇合部到胰腺上缘的胆管的2等分高度向下方，沿门静脉的淋巴结 |
| 13 | 胰头后部 | 胰头后部十二指肠乳头部向头侧的淋巴结 |
| 14v | 沿肠系膜上静脉 | 在肠系膜上静脉的前面，上缘为胰下缘，右缘胃网膜右静脉和胰十二指肠上前静脉的汇合部，左缘为肠系膜上静脉的左缘，下缘为结肠静脉分歧部的淋巴结 |
| 14a | 沿肠系膜上动脉 | 沿肠系膜上动脉淋巴结 |
| 15 | 中结肠动脉周围 | 结肠中动脉周围淋巴结 |
| 16a1 | 腹主动脉周围a1 | 主动脉裂孔（膈肌脚包绕的约4～5cm范围）的腹主动脉周围淋巴结 |

续表

| No. | 名称（组别） | 定义 |
|---|---|---|
| 16a2 | 腹主动脉周围 a2 | 腹腔动脉根部上缘至左肾静脉下缘高度的腹主动脉周围淋巴结 |
| 16b1 | 腹主动脉周围 b1 | 左肾静脉下缘至肠系膜下动脉根部上缘腹主动脉周围淋巴结 |
| 16b2 | 腹主动脉周围 b2 | 肠系膜下动脉根部上缘至腹主动脉的分歧部高度腹主动脉周围淋巴结 |
| 17 | 胰头前部 | 胰头部前面，附着于胰腺及胰腺被膜下存在的淋巴结 |
| 18 | 胰下缘 | 胰体下缘淋巴结 |
| 19 | 膈下 | 膈肌的腹腔面，主要是沿膈动脉淋巴结 |
| 20 | 食管裂孔部 | 膈肌裂孔部食管附着的淋巴结 |
| 110 | 胸下部食管旁 | 与膈肌分离，附着于下部食管的淋巴结 |
| 111 | 膈肌上 | 膈肌胸腔面，与食管分离存在淋巴结（附着于膈肌、食管的为 No. 20） |
| 112 | 后纵隔 | 与食管裂孔和食管分离的后纵隔淋巴结 |

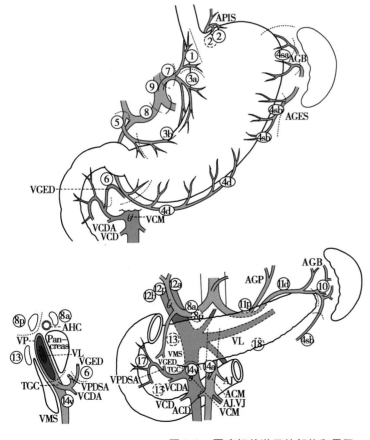

| | | |
|---|---|---|
| ACM | 结肠中动脉 |
| AGB | 胃短动脉 |
| AGES | 胃网膜左动脉 |
| AGP | 胃后动脉 |
| AHC | 肝总动脉 |
| AJ | 空肠动脉 |
| APIS | 膈下短动脉 |
| TGC | 胃结肠干 |
| VCD | 结肠右静脉 |
| VCDA | 结肠右副静脉 |
| VCM | 结肠中静脉 |
| VGED | 胃网膜右静脉 |
| VJ | 空肠静脉 |
| VL | 脾静脉 |
| VMS | 肠系膜上静脉 |
| VP | 门静脉 |
| VPDSA | 胰十二指肠上前静脉 |

图 1-1 胃癌相关淋巴结部位和界限

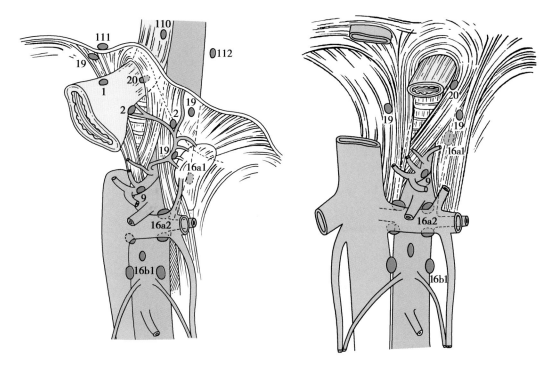

图 1-2　食管裂孔、膈下以及腹主动脉区域胃癌相关淋巴结部位和界限

## 三、胃癌淋巴结转移方式和特点

胃癌的转移方式主要是淋巴结转移。有报道，75.0% ~ 90.0% 的胃癌可见淋巴结转移。由于胃壁各层都存在淋巴管网，特别是黏膜下及浆膜下层的淋巴管网尤为丰富，为淋巴结转移提供了有利条件。

对胃癌切除标本及转移淋巴结的研究结果证实，胃癌淋巴转移的具体过程为：

1. 癌细胞侵入淋巴管　从癌组织中释出的癌细胞通过一定的方式侵入癌灶附近的毛细胞淋巴管。侵入的过程是，癌细胞首先穿过上皮细胞基底膜和结缔组织间隙，与毛细淋巴管内皮细胞紧密接触，随后癌细胞以阿米巴样运动穿过毛细淋巴管内皮细胞间隙进入淋巴管，或被组织中强大的淋巴回流冲进"开放"状态的毛细胞淋巴管内。

2. 癌细胞在淋巴管内运行　癌细胞进入淋巴管后，随流动着的淋巴液运行。运行的方式有两种：①癌细胞在淋巴管内呈连续性增殖和蔓延的连续性癌栓；②癌细胞以分散的漂浮的栓子形式转移的漂浮性癌栓。之所以呈现不同的癌栓，可能与癌细胞本身的特性有关，即前者的癌细胞间黏着性较强，而后者的黏着性较弱，易于分离和转移。不同形式的淋巴管癌栓形成也与胃癌本身的生长浸润方式有关。连续性癌栓主要见于巢生型、团生型胃癌，而漂浮性癌栓主要见于弥生型胃癌，即印戒细胞癌或分化较低的腺癌。

3. 癌细胞在淋巴结内形成转移灶　在淋巴管内运行的癌栓到达局部淋巴结，先聚集于边缘窦，然后生长繁殖并破坏淋巴结结构，形成淋巴结内转移癌灶。

胃癌的淋巴结转移一般依据癌灶的原发部位，按其淋巴引流途径，由浅入深、由近而远地沿淋巴管逐站转移。如胃下部癌多先转移至第 3、4、5、6 组，继而向第 7、8、9 组转移，最后向第 12、13、16 组淋巴结转移。胃上部癌首先波及的是第 1、2、3、4 组等，而后渐及第 7、8、9、10、11 组等淋巴结。

沿淋巴管转移的方式一般分为两种，即连续性扩散与非连续性扩散。连续性扩散是指胃癌细胞在淋巴管内进行性增殖，沿着管腔不断地向所属淋巴结（或逆行）蔓延，达到一定距离或到达引流区淋巴结内。这种方式多见于巢状生长的胃癌，在癌周黏膜下或在浆膜下层见有大量充满淋巴管管腔的实性癌栓。如发生在浆膜的实性癌栓，使淋巴管阻塞扩张，淋巴液淤积，于胃壁浆膜面出现成排的淋巴管小泡或呈灰白色细颗粒样条索或斑点，此即为所谓癌性淋巴管。非连续性扩散是指癌细胞脱落到淋巴管内，不形成连续的癌细胞条索，比较分散地漂浮或游走于淋巴管腔内或以阿米巴样运动的方式从淋巴管内游出，或是顺淋巴回流到达引流的淋巴结内。当癌细胞到达淋巴结时，在淋巴窦内也仍以浮游状态继续扩散。此种扩散方式多见于低分化腺癌或弥漫性生长的黏液细胞癌。虽然此型胃癌的淋巴结转移比较广泛，但有时可见淋巴结周围的网膜组织内已先于淋巴结转移而有大量的癌细胞浸润，甚至包围着未见癌转移的淋巴结，这一现象表明癌细胞在疏松间质内的扩散更为迅速。上述两种扩散方式不是孤立的，特别是在淋巴管内连续性扩散，有时仅仅达到一定的距离，然后癌细胞脱落到淋巴管内，又以第二种方式进行扩散转移。

胃癌转移淋巴结分型的特点：

1. 大体分型　①大结节融合型：淋巴结明显肿大，可如鸽卵大小甚或鸡卵大小，或数个淋巴结融合成团，周围有包膜，剖面观有时可见中心坏死。②小结节孤立型：淋巴结肿大不明显，一般不超过黄豆大小、散在，易误认为正常淋巴结。③一般型：为上述二型中间者。淋巴结稍有肿大，常如小手指大小、变圆、变硬。各型转移淋巴结中，大结节融合型转移度最低，平均转移数最少；相反，小结节孤立型转移度最高，转移数最多；一般型居中。

2. 组织学分型　①早期转移：仅见淋巴结边缘窦内有少数癌细胞。②团块状转移：从淋巴结边缘窦向髓质内形成团块状癌结节，周围组织呈排压状。③弥漫状转移：淋巴结结构尚保留或被破坏，癌细胞在皮质和（或）髓质内呈弥漫状分布。

胃癌的淋巴结转移多按淋巴引流顺序，由近及远，由浅及深。有时可因淋巴道受阻出现逆行转移。有时还可以出现跳跃式转移，即近处淋巴结尚未出现转移灶时，远处淋巴结已发现有转移。以上现象提示临床医生在手术时注意对淋巴结的检查和确定清除的范围有重要意义。

胃癌淋巴结除了沿淋巴管转移的一般方式外，还有一些特殊的转移方式[5]：

1. 逆行转移　由于胃癌各分区的引流淋巴管之间有相互吻合的通道，即使正常的情况下亦有逆流发生，加之在淋巴管或淋巴结内因癌转移所致阻塞，则更容易造成逆流。因此，淋巴结的逆行性转移是胃癌转移的一个常见现象。

2. 跳跃转移　有时淋巴结的转移不是由浅入深地发生，而是不经过浅淋巴结而经侧副支直接到达深组淋巴结。这种情况的存在提示临床医生手术时对远处淋巴结清除的必要性。

3. Virchow 转移　上腹部脏器以胃、十二指肠为中心，包括肝脏、胰腺、脾脏等共为一个淋巴引流单位，并汇集至腹腔动脉周围淋巴结。该组淋巴结与肠系膜根部淋巴结（肠道淋巴的终末淋巴结）共同注入肠淋巴干，肠淋巴干一部分与腰淋巴干或主动脉周围淋巴结相交通，大部分淋巴液经乳糜池而注入胸导管。在胸导管注入左颈内静脉处有一组左锁骨上淋巴结。该组淋巴结的转移称为 Virchow 转移。此时意味着腹膜后沿主动脉周围可能已有广泛转移。

　　许多研究表明，影响胃癌淋巴结转移的因素有很多[6,7]，主要与肿瘤浸润深度、大体形态、大小和组织分型有关。浸润程度越深，直径越大，分期越晚，分化越差，则淋巴结转移率也越高。而淋巴结的转移率与肿瘤发生部位、患者年龄、性别无确切相关依据。但是肿瘤的部位却与转移淋巴结的组别分布有关。淋巴结转移是胃癌的一个重要的生物学特性，也是影响预后的重要因素。以淋巴结清扫为主的胃癌根治术中，对转移淋巴结的彻底清除，既是手术治疗的重点，也是难点。只有认识胃癌淋巴结转移的生物学行为，充分掌握胃癌淋巴结的转移规律，选择合理的手术方式，从而提高手术的根治性。

# 参考文献

1. Sasako M，Maruyama K，Kinoshita T，et al. Surgical treatment of carcinoma of the gastric stump. Br J Surg. 1991；78（7）：822.

2. Pointner R，Wetscher GJ，Gadenstatter M，et al. Gastric remnant cancer has a better prognosis than primary gastric cancer. Arch Surg. 1994；129（6）：615.

3. Ikeguehi M，Kondou A，Shibata S，et al. Clinicopathologic differences between carcinoma in the gastric remnant stump after distal partial gastrectomy for benign gastroduodenal lesions and primary carcinoma in the upper third of the stomach. Cancer. 1994；73：15-21.

4. Japanese Gastric Cancer Association. Japanese classification of gastric carcinoma：3rd English edition. Gastric Cancer. 2011；14（2）：101-112.

5. Moenig SP，Luebke T，Baldus SE. Feasibility of sentinel node concept in gastric careinoma：clinicopathological analysis of gastric cancer with solitary lymph node metastases. Anticancer Res. 2005；25（2B）：1349-1352.

6. Park YD，Chunq YJ. Factors related to lymph node metastasis and the feasibility of endoscopic mucosal resection for treating poorly differentiated adenocarcinoma of the stomach. Endoscopy. 2008；40（1）：7-10.

7. Kunisaki C，Makino H，Takagawa R，et al. Tumor diameter as a prognostic factor in patients with gastric cancer. Ann Surg Oncol. 2008；15（7）：1959-1967.

# 第二章

# 腹腔镜胃癌淋巴结清扫现状与进展

1962 年，日本胃癌协会根据胃癌淋巴结切除的结果，首先从解剖学上将胃癌转移相关的淋巴结逐一分组，详细地描述胃的淋巴回流系统，制定出第 1 版《日本胃癌处理规约》（以下简称《规约》），奠定了胃癌系统性淋巴结清扫的理论基础，推动胃癌的外科治疗进入胃癌根治手术的时代。为了使制定的标准能够真实地反映胃癌的淋巴结转移途径，评价其转移程度，进而指导合理的手术范围，日本学者进行了大量细致的工作。从 1962 年完成第 1 版《规约》后，在临床实践中不断地观察、总结转移阳性淋巴结的分布规律，并根据实践中的新认识修订《规约》中的相应内容，至 2010 年已经完成第 14 版的修订。《规约》从解剖学上详细描述了胃的淋巴系统，并在此基础上揭示出胃癌淋巴结转移的大致规律，总结出评价淋巴结转移程度的方法以及针对不同进展程度胃癌进行淋巴结清扫的合理范围，建立起完整的系统性淋巴结清扫的理论体系。而作为国际上另外一个重要的胃癌评价体系，国际抗癌联盟（UICC）的胃癌 TNM 分期仅以淋巴结转移数目来评价淋巴结转移的程度，反映了淋巴结转移数目与预后关系，但在反映淋巴结转移规律方面存在欠缺，对确定手术范围无实际指导意义，只能作为对术后结果的一种评价方法。因此，胃癌淋巴结清扫范围的纷争大都围绕《规约》而进行。

## 一、早期胃癌淋巴清扫范围

目前早期胃癌的比率正在逐渐上升[1-3]，日本有超过 50.0% 的病例属于早期胃癌，韩国也达到 40.0% 以上，相信随着社会的发展、诊断技术的进步和人们防癌意识的提高，早期胃癌的比例将会继续上升。因此，早期胃癌手术方式的选择具有重要的意义。综合文献报道，早期胃癌原发病灶限于胃黏膜内者，其淋巴结转移率为 2.4% ~ 16.7%，一旦癌肿侵及黏膜下层时，淋巴结转移率可高达 16.0% ~ 46.7%[2]。对部分早期胃癌患者如不清扫胃周围淋巴，术后存在肿瘤残留及复发的风险[4]。但是如果按照胃癌标准根治术行 D2 淋巴结清扫则有"过度治疗"之嫌。新近文献总体上支持早期胃癌淋巴结清扫缩小化，缩小手术 5 年生存率可达 98.0%，D2 与 D1 淋巴结清扫相比不增加总体和有淋巴结转移患者的 10 年生存率，亦没有降低复发率[5,6]。新版日本胃癌治疗指南[7]规定早期胃癌淋巴结清扫范围为：①D1 淋巴结清扫：适用于 cT1aN0 但不适合内镜下黏膜切除术或内镜下黏膜下层剥离术治疗，cT1bN0 分化型癌且直径≤1.5cm 者；②D1 + 淋巴结清扫：适用于 cT1N0，但不适合行 D1 淋巴结清扫以及内镜下黏膜切除术或内镜下黏膜下层剥离术治疗者；③D2 淋巴结清扫：适用于 cT1N + 者。

## 二、进展期胃癌淋巴结清扫范围

对于进展期的胃癌，从 20 世纪 60 年代开始，日本学者就根据《规约》中对淋巴回流系统的研究，开创了胃癌扩大淋巴结（D2）清扫，此后韩国与我国也相继开展此手术。大多数东方的研究报道认为胃癌 D2 淋巴结清扫是根据胃癌淋巴引流特点设计的，其很大程度上切除了可能转移的淋巴结，是一种安全、有效的胃癌根治手术。但西方学者的报告结果却不甚满意。20 世纪 80 年代，来自英国和荷兰的对胃癌 D1 与 D2 淋巴结清扫的多中心前瞻性随机对照研究结果显示，D2 淋巴结清扫的术后并发症和住院死亡率明显高于 D1 淋巴结清扫，而两组患者的生存率却相似，认为 D2 淋巴结清扫是一种不安全的手术[8,9]。但是，许多学者认为早年某些西方学者报告 D2 淋巴结清扫效果欠佳的原因是复杂的、多方面的。如荷兰（Dutch）研究，从 1989 年 8 月至 1993 年 7 月这四年间共 80 个医学中心参与，期间行 D2 淋巴结清扫者 331 例，每个医疗中心每年平均施行 1.2 例，手术间隔时间过长，手术质量的控制欠缺。此外，对 D2 淋巴结清扫围术期的管理经验不足，同样会影响患者的顺利康复。因此，为了避免医师手术质量方面的不利因素，意大利学者通过与日本学者合作，经过严格培训与手术质量控制后发现，D2 淋巴结清扫的效果与东方国家报道基本一致[10]。其手术并发症发生率为 20.9%，住院病死率为 3.1%，术后 5 年生存率为 65.9%。近年来，东西方学者通过手术演示、经验交流等方式，不断地提高了胃癌 D2 淋巴结清扫的技巧。不少西方学者通过科学的、良好设计的 RCT 研究，认为 D2 与 D1 淋巴结清扫的术后并发症发生率与住院病死率无明显差别，但是 D2 淋巴结清扫的术后 5 年生存率明显高于 D1 淋巴结清扫。2010 年，Dutch 再次报告该组 15 年随访结果则显示，与 D1 淋巴结清扫相比，D2 淋巴结清扫能够提高患者术后存活率，明显降低胃癌有关的病死率和复发率[11]。但是，迄今为止东西方学者仍未获得完全的共识。2010 年版 NCCN 胃癌指南亦指出，胃癌 D2 淋巴结清扫需要经过严格培训，由具有丰富专业知识技能的医师施行，并认为胃癌 D2 淋巴结清扫是推荐手术，不是必需的手术。综上所述，D2 淋巴结清扫正逐渐被认为是 Ⅱ、Ⅲ 期胃癌标准根治术的淋巴结清扫方式。而新版的《日本胃癌处理规约》则明确将胃癌的标准手术定义为切除 2/3 以上的胃及 D2 淋巴结清扫。

对于 D2 以上淋巴结扩大清扫，目前亦存在一定的争议。Sano T 等报道认为 D2 + No.16 淋巴结清扫并不增加术后主要并发症发生率[12]。但是，2008 年 JCOG9501 实验报告否定了预防性 No.16 淋巴结清扫的疗效[13]，并认为 No.16 淋巴结转移阳性、无其他非根治因素患者，虽可获得 R0 切除，但预后仍不良。而 No.14v 淋巴结是否为区域淋巴结目前也尚未统一。第 13 版《规约》前，No.14v 淋巴结均划为 N3，标准根治术不清扫，第 13 版《规约》则将其划入 D2 淋巴结清扫范围。而第 14 版《规约》认为 No.14v 淋巴结转移的病例生存率均较低，行 D2 淋巴结清扫范围中不再包括 No.14v 淋巴结，但对于 No.6 淋巴结可疑转移的远端胃癌患者尚不能否认 No.14v 淋巴结的清扫效果。

## 三、腹腔镜技术在胃癌淋巴结清扫中的运用

通过以上对胃癌淋巴结清扫范围的探讨，腹腔镜胃癌根治术要成为治疗胃癌的常规方法之一，也必须遵循开腹胃癌根治手术的要求，以达到彻底的淋巴结清扫。在早期胃癌运用方面，腹腔镜胃癌根治手术既能达到足够的切缘，又能根据肿瘤侵犯深度采取不同范围的胃周围淋巴结清扫。自 1994 年日本学者 Kitano 等[14]首次报道腹腔镜胃癌根治术治疗早期胃癌后，早期胃癌的腹腔镜手术在世界范围内得到较为广泛的发展。腹腔镜早期胃癌根治术目前技术上已逐渐成熟，并取得了良好的疗效[15,16]，逐渐成为早期胃癌的标准治疗方案之一。1997 年，Goh 等[17]首次将腹腔镜胃癌 D2 根治术用于治疗进展期胃癌，虽然越来越多的文献报道表明腹腔镜下行胃癌 D2 根治术在技术上是安全、可行的[18-21]，但是腹腔镜胃癌 D2 根治术治疗进展期胃癌的适应证仍存在较多的争议。随着腹腔镜胃癌 D2 根治术在技术上的不断成熟，大多数学者已经认可浆膜未受侵犯的进展期胃癌患者可作为腹腔镜胃癌根治性手术的适应证之一[22]。而一些学者认为腹腔镜胃癌根治手术与开腹手术方式及肿瘤根治彻底性方面是一致的，当肿瘤侵犯浆膜层但浆膜受侵面积≤10cm$^2$ 的进展期胃癌患者可采取腹腔镜 D2 根治术作为临床探索性研究[23]。由于腹腔镜手术可能因为手术操作不当使癌细胞脱落至腹腔、影响腹腔局部免疫、改变腹膜结构等原因增加腹腔肿瘤播散及切口种植转移几率[24,25]，故对于胃癌伴浆膜层受侵面积 >10cm$^2$，或淋巴结转移灶融合包绕重要血管者或肿瘤与周围组织器官广泛粘连浸润者目前不宜行腹腔镜手术。而当胃周围淋巴结转移超过 D2 淋巴结手术范围尚可行根治性切除的进展期胃癌患者，因腹腔镜下行 D2 + 淋巴结清扫手术操作难度大，故也不宜行腹腔镜手术。

目前腹腔镜胃癌根治术的微创优势已得到公认[20,26-29]，而其根治效果则是人们关注的焦点。淋巴结清扫数目是评判胃癌手术根治性的重要指标。Miura 等[30]对腹腔镜辅助胃癌根治术和开腹手术两组患者的淋巴结进行分组对比后认为，由于手术操作困难等原因，腹腔镜手术淋巴结清扫数目不如开腹手术多，尤其是 No. 4、6、9 和 11 组淋巴结的清扫数目明显减少。但是 Huscher 等[31]通过同样分析显示，腹腔镜与开腹手术各组别淋巴结清扫数目均相似。韩国学者 Song 等[18]对 75 例早期胃癌患者施行标准 D2 根治术（其中腹腔镜组 44 例，开腹组 31 例）的研究显示：两组患者不仅淋巴结清扫总数的差异无统计学意义（37.2 *vs.* 42.4，*P* =0.103），且每组淋巴结清扫数目的差异亦无统计学意义。熟练的腹腔镜手术技术及腔镜视野下良好的解剖层次感是淋巴结清扫的关键，腹腔镜有效的放大作用能够显示更为精细的脉管、神经及筋膜等结构，有利于术者寻找特定的筋膜间隙和进行血管鞘内的淋巴结的清扫。另外，超声刀具有良好的切割、止血作用，且具有对周围组织损伤轻的特点，可以完全裸露血管。因此，腹腔镜手术能够实现在血管根部进行结扎和淋巴结的完整切除，在淋巴结清扫方面具有一定的优势。我们对 506 例腹腔镜与同期 428 例开腹胃癌根治手术患者淋巴结清扫数目的研究显示，腹腔镜组平均淋巴结清扫数目为（29.1 ±10.4）枚/例，与开腹组相当，且腹腔镜组 No.7、8 淋巴结清扫数目较开腹组明显增多，而其余各组别淋巴结清扫数目均相似[19]。而我们将腹腔镜与同期开腹胃癌根治手术患者淋巴结清扫数目行配对的病例对照研究，结果显示，在符合配对条件的 83 例腹腔镜与 83 例开腹胃癌根治手术中，两组患者淋巴结清扫数目无差异[32]。因此，胃癌根治手

术范围内，腹腔镜手术完全能够可达到与开腹手术相同的根治程度。

　　患者术后的长期生存是腹腔镜胃癌根治术疗效的重要方面。在日本和韩国，早期胃癌患者采取腹腔镜手术治疗的比例增长迅速，一些回顾性研究及小样本的 RCT 实验长期随访结果均显示，腹腔镜早期胃癌根治手术能够达到开腹手术相当的远期疗效。Mochiki 等[33]报道89例行腹腔镜胃癌根治手术与60例行开腹手术的早期胃癌患者术后5年生存率分别为98.0%和95.0%，差异无统计学意义。日本的一项多中心包含1294例早期胃癌患者行腹腔镜手术的研究结果[34]显示：术后中位随访期为36个月，仅6例患者复发，5年生存率ⅠA期为99.8%，ⅠB期为98.7%，Ⅱ期为85.7%，认为腔镜手术治疗早期胃癌具有良好的远期疗效。对于进展期胃癌患者腹腔镜手术的远期疗效虽然报道较少，但结果亦显示，腹腔镜胃癌根治术治疗进展期胃癌亦能取得与开腹手术相当的远期疗效。Shuang 等[35]报道一组进展期胃癌患者腹腔镜与开腹手术的病例对照研究结果显示，经过50个月的随访，腹腔镜组与开腹组患者术后生存曲线的差异均无统计学意义。Ibanez 等[36]和 Azagra 等[37]分别对胃癌患者（大多数为进展期胃癌）行腹腔镜辅助胃癌根治术，长期随访结果均表明胃癌腹腔镜手术与开腹手术的远期疗效相当。最近，韩国的一项多中心包含早期、进展胃癌患者腹腔镜与开腹手术的大宗病例配对研究结果显示：术后中位随访期为70.8个月，两组患者各肿瘤分期的术后生存曲线的差异均无统计学意义[38]。但是，腹腔镜进展期胃癌根治术后的远期疗效还尚需大宗前瞻性随机对照试验的进一步研究，目前中、日、韩等国均开展了腹腔镜进展期胃癌根治术与开腹手术疗效比较的 RCT 研究，将为腹腔镜胃癌手术的进一步运用提供有力的循证医学证据。

# 参 考 文 献

1. Sano T，Katai H，Sasako M，et al. The management of early gastric cancer. Surg Oncol. 2000；9（1）：17-22.

2. Brennan MF. Current status of surgery for gastric cancer：a review. Gastric Cancer. 2005；8（2）：64-70.

3. Yang HK. 2004 Nationwide gastric cancer report in Korea. J Korean Gastric Cancer Assoc. 2007；7：47-54.

4. Ohgami M，Otani Y，Kumai K，et al. Curative laparoscopic surgery for early gastric cancer：five years experience. World J Surg. 1999；23（2）：187-192.

5. Katai H，Yoshimura K. Evaluation of the new international union against cancer TNM staging for gastric carcinoma. Cancer. 2000；88（8）：1796-1800.

6. Skoropad VI，Berdov BA. Recurrences after surgical treatment of early（pT1）cancer of the stomach：laws of development，extended lymphadenectomy in prophylaxis of recurrences. Khirurgiia. 2007；（1）：43-48.

7. Japanese Gastric Cancer Association. Japanese gastric cancer treatment guidelines 2010（ver. 3）. Gastric Cancer. 2011；14：113-123.

8. Bonenkamp JJ，Songun I，Hermans J，et al. Randomised comparison of morbidity after D1 and D2 dissection for gastric cancer in 996 Dutch patients. Lancet. 1995；345（8952）：745-748.

9. Cuschieri A，Fayers P，Fielding J，et al. Postoperative morbidity and mortality after D1 and D2 resections for gastric cancer：preliminary results of the MRC randomised controlled surgical trial. The Surgical Cooperative Group. Lancet. 1996；347（9007）：995-999.

10. Degiuli M，Sasako M，Ponti A，et al. Survival results of a multicentre phase Ⅱ study to evaluate D2 gastrectomy for gastric cancer. Br J Cancer. 2004；90（9）：1727-1732.

11. Songun I, Putter H, Mershoek-kle-ink, et al. Surgical treatment of gastric cancer: 15-year follow-up results of the randomized nationwide DUTCH D1 D2 trial. Lancet Oncol. 2010; 11 (5): 439-449.

12. Sano T, Sasako M, Yamamoto S, et al. Gastric cancer surgery: morbidity and mortality results from a prospective randomized controlled trial comparing D2 and extended para-aortic lymphadenectomy: Japan Clinical Oncology Group study 9501. J Clin Oncol. 2004; 22 (14): 2767-2773.

13. Sasako M, Sano T, Yamamoto S, et al. D2 lymphadenectomy alone or with para-aortic nodal dissection for gastric cancer. N Engl J Med. 2008; 359 (5): 453-462.

14. Kitano S, Iso Y, Moriyama M, et al. Laparoscopy-assisted Billroth I gastrectomy. Surg Laparosc Endosc. 1994; 4 (2): 146-148.

15. Sakuramoto S, Yamashita K, Kikuchi S, et al. Laparoscopy versus open distal gastrectomy by expert surgeons for early gastric cancer in Japanese patients: short-term clinical outcomes of a randomized clinical trial. Surg Endosc. 2013; 27 (5): 1695-1705.

16. Zeng YK, Yang ZL, Peng JS, et al. Laparoscopy-assisted versus open distal gastrectomy for early gastric cancer: evidence from randomized and nonrandomized clinical trials. Ann Surg. 2012; 256 (1): 39-52.

17. Goh PM, Khan AZ, So JB, et al. Early experience with laparoscopic radical gastrectomy for advanced gastric cancer. Surg Laparosc Endosc Percutan Tech. 2001; 11 (2): 83-87.

18. Song KY, Kim SN, Park CH. Laparoscopy-assisted distal gastrectomy with D2 lymph node dissection for gastric cancer: technical and oncologic aspects. Surg Endosc. 2008; 22 (3): 655-659.

19. Huang CM, Lin JX, Zheng CH, et al. Effect of laparoscopy assisted vs. open radical gastrectomy on lymph node dissection in patients with gastric cancer. Zhonghua Wai Ke Za Zhi. 2011; 49 (3): 200-203.

20. Pugliese R, Maggioni D, Sansonna F, et al. Total and subtotal laparoscopic gastrectomy for adenocarcinoma. Surg Endosc. 2007; 21 (1): 21-27.

21. Lee JH, Son SY, Lee CM, et al. Morbidity and mortality after laparoscopic gastrectomy for advanced gastric cancer: results of a phase Ⅱ clinical trial. Surg Endosc. 2013; 27 (8): 2877-2885.

22. Al Rasheedi S, Mosnier H. Laparoscopic resection of gastric stromal tumor. J Visc Surg. 2010; 147 (6): 359-363.

23. Huscher CG, Mingoli A, Sgarzini G, et al. Video laparoscopic total and subtotal gastrectomy with extended lymph node dissection for gastric cancer. Am J Surg, 2004, 188 (6): 728-735.

24. Neuhaus SJ, Watson DI, Ellis T, et al. The effect of immune enhancement and suppression on the development of laparoscopic port site metastases. Surg Endosc. 2000; 14 (5): 439-443.

25. Hirabayashi Y, Yamaguchi K, Shiraishi N, et al. Development of port-site metastasis after pneumoperitoneum. Surg Endosc. 2002; 16 (5): 864-868.

26. Huang CM, Wang JB, Zheng CH, et al. Short-term efficacy of laparoscopy-assisted distal gastrectomy with lymph node dissection in distal gastric cancer. Zhonghua Wei Chang Wai Ke Za Zhi. 2009; 12 (6): 584-587.

27. Varela JE, Hiyashi M. Nguyen T, et al. Comparison of laparoscopic and open gasterctomy for gastric cancer. Am J Surg. 2006; 192 (6): 837-842.

28. Huang CM, Lin JX, Zheng CH, et al. Clinical efficacy analysis of laparoscopy-assisted radical gastrectomy for 1380 patients with gastric cancer. Zhonghua Wei Chang Wai Ke Za Zhi. 2012; 15 (12): 1265-1268.

29. Kim HH, Hyung WJ, Cho GS, et al. Morbidity and mortality of laparoscopic gastrectomy versus open gastrectomy for gastric cancer. An interim report-a phase Ⅲ multicenter, prospective, randomized trial (KLASS trial). Ann Surg. 2010; 251 (3): 417-420.

30. Miura S, Kodera Y, Fujiwara M, et al. Laparoscopy-assisted distal gastrectomy with systemic lymph node

dissection：A critical reappraisal from the viewpoint of lymph node retrieval. J Am Coll Surg. 2004；198（6）：933-938.

31. Huscher C，Mingoli A，Sgarzini G，et al. Value of extended lymphadenectomy in laparoscopic subtotal gastrectomy for advanced gastric cancer. J Am Coll Surg. 2005；200（2）：314.

32. Lin JX，Huang CM，Zheng CH，et al. Laparoscopy-assisted gastrectomy with D2 lymph node dissection for advanced gastric cancer without serosa invasion：a matched cohort study from South China. World J Surg Oncol. 2013；11：4.

33. Mochiki E，Kamiyama Y，Aihara R，et al. Laparoscopic assisted distal gastrectomy for early gastric cancer：Five years'experience. Surgery. 2005；137（3）：317-322.

34. Kitano S，Shiraishi N，Uyama I，et al. A multicenter study on oncologic outcome of laparoscopic gastrectomy for early cancer in Japan. Ann Surg. 2007；245（1）：68-72.

35. Shuang J，Qi S，Zheng J，et al. A case-control study of laparoscopy-assisted and open distal gastrectomy for advanced gastric cancer. J Gastrointest Surg. 2011；15（1）：57-62.

36. Ibanez Aguirre FJ，Azagra JS，Erro Azcárate ML，et al. Laparoscopic gastrectomy for gastric adenocarcinoma. Long term results. Rev Esp Enferm Dig. 2006；98（7）：491-500.

37. Azagra JS，Ibanez Aguirre JF，Goergen M，et al. Long-term results of laparoscopic extended surgery in advanced gastric cancer：A series of 101 patients. Hepatogastroenterology. 2006；53（68）：304-308.

38. Kim HH，Han SU，Kim CM，et al. Long-term results of laparoscopic gastrectomy for gastric cancer：A large-scale case-control and case-matched Korean multicenter study. J Clin Oncol. 2014；32（7）：627-633.

# 第三章

# 腹腔镜胃癌淋巴结
# 清扫术前准备

## 一、器械准备

### （一）常规设备

包括高清摄像与显示系统、气腹机、冲洗吸引装置、录像和图像存储设备。腹腔镜常规器械，包括 5 ~ 12mm 套管穿刺针（Trocar）、分离钳、无损伤胃钳、肠钳、吸引器、剪刀、持针器、血管夹、可吸收夹施夹器、钛夹钳和小纱布等（图 3-1 ~ 图 3-3）。

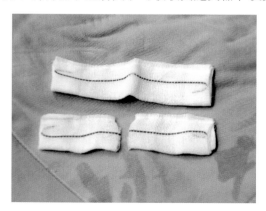

图 3-1　小纱布

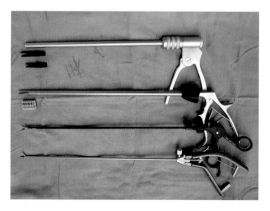

图 3-2　可吸收夹施夹器、钛夹钳、分离钳、持针器

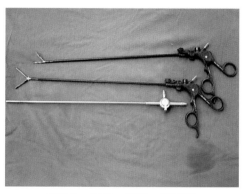

图 3-3　胃钳、肠钳、吸引器

**（二）特殊设备**

超声刀、结扎束高能电刀（Ligasure TM 血管封闭系统）、双极电凝器、各种型号的肠管切割闭合器和圆形吻合器。

## 二、患者体位

在腹腔镜胃癌根治术中，采用适当的患者体位对术中暴露非常重要。通常采用仰卧位，两腿分开，呈"人"字形。手术台尾端向下倾斜 10°~20°，呈头高脚低位，使肠管移向下腹部，利于上腹部术野的暴露（图3-4）。当行脾门淋巴结清扫时，患者取头高脚低 10°~20°并向右倾斜 20°~30°体位（图3-5），使肠管和网膜移向右下腹，利于脾门区术野的暴露。

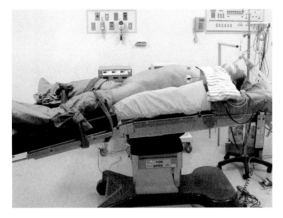

图 3-4　患者仰卧、头高脚低位

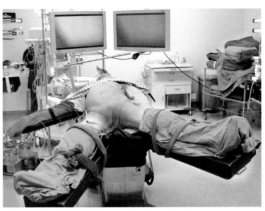

图 3-5　患者头高脚低，右倾体位

## 三、术者站位

主刀位于患者的左侧，助手位于患者右侧，扶镜手站立于患者两腿之间（图3-6）。在行脾门淋巴结清扫术时主刀位于患者两腿之间，助手及扶镜手均位于患者右侧（图3-7）。

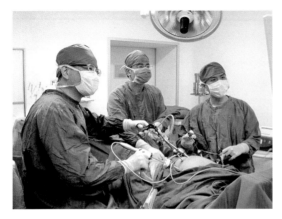

图 3-6　术者一般站位

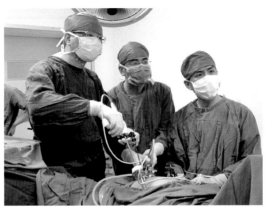

图 3-7　行脾门淋巴结清扫术时站位

# 四、套管位置

通常采用五孔法（图 3-8，图 3-9）。于脐孔下方约 1cm 处留置直径 10mm 套管（Trocar）作为观察孔；左侧腋前线肋缘下 2cm 处留置 12mm 套管作为主操作孔，左锁骨中线平脐上 2cm 置入 5mm 套管为牵引孔；右侧锁骨中线平脐上 2cm 和右腋前线肋缘下 2cm 分别置入 5mm 套管作为助手操作孔。一般先置入观察孔，用尖刀切开皮肤长约 1.5cm，运用巾钳将腹壁提起，置入 Trocar 时应左右旋转徐徐前进，当有突破感后说明穿刺已进入腹腔，拔出穿刺套芯，用腹腔镜证实已进入腹腔后，再建立气腹，以免发生皮下气肿。其余 Trocar 的置入均需在腔镜直视下进行。

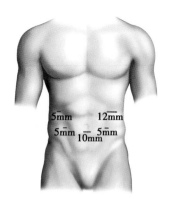

图 3-8 Trocar 位置示意图

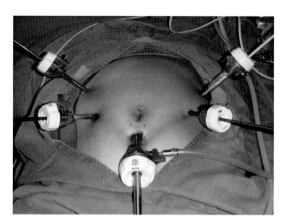

图 3-9 Trocar 位置

Trocar 放置完后需常规检查是否漏气。漏气有两种情况：一是 Trocar 内的活瓣或转换帽损坏，二是腹壁切口较大导致气体从 Trocar 周围漏出。前者应更换 Trocar，后者可在置入 Trocar 后再将皮肤缝合一针可避免漏气。

置入 Trocar 时不宜突施暴力，以免造成系膜或肠管损伤（图 3-10）。对于既往有腹部手术史的患者，其小肠常常会粘连至切口下方，如果在手术瘢痕处置入 Trocar，有可能会损伤粘连的小肠（图 3-11）。

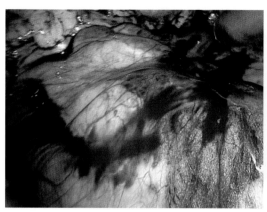

图 3-10 穿刺力度过大导致小肠系膜血肿

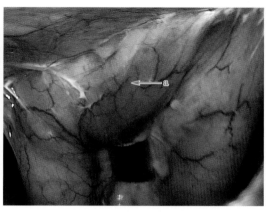

图 3-11 小肠（a）粘连于切口下方，穿刺造成损伤

# 五、气腹建立

腹腔镜手术的手术视野和操作空间的形成有赖于气腹。目前普遍使用的气体是二氧化碳，其性质稳定，不易燃，容易获取，且无毒，被机体吸收后可通过正常的碳酸代谢途径从肺排出。气腹建立后维持腹内压在 12～15mmHg，对老年人及有肺部疾病者，应将压力维持在较低水平。在手术过程中有时为了减少超声刀工作产生的水雾，可在主操作孔的 Trocar 上接上小流量的负压吸引，并将气腹机的压力适当上调，使水雾较快的散去，有利于保持视野的清晰（图 3-12）。

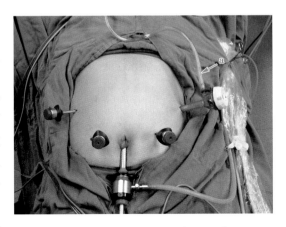

图 3-12　主操作孔接小流量负压吸引（a）

# 六、术前探查

手术开始时镜头首次置入腹腔内出现模糊常常是因为腹腔内外的温差所致，处理方法是使用超过 60℃温生理盐水浸泡镜头约 10 秒钟，然后用干纱布擦拭干净后迅速置入腹腔。同时，将室温调整至 24℃左右，太高则术者感觉不适，太低则腹腔内外温差大，术中镜头容易起雾。

探查时若发现胃容积较大，可让巡回护士将胃内的液体及气体尽量抽吸干净，以便术中更好的提拉暴露。

准确的术前 TNM 临床分期有助于临床治疗方案的确立。腹腔镜探查用于胃癌术前分期，尤其对判断有无腹腔内转移极为有效，避免了不必要的胃癌剖腹探查手术。NCCN 治疗指南也建议采用诊断性腹腔镜检查来评价胃癌的转移，以提高胃癌术前分期的准确率。术前诊断性腹腔镜检查能观测原发肿瘤的部位、范围、浸润程度、淋巴结转移、腹腔转移、腹水及邻近组织是否受到侵犯等（图 3-13～图 3-19）。

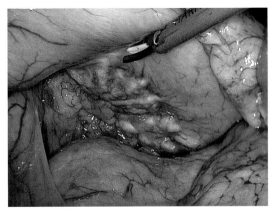

图 3-13　肿瘤位于胃体后壁，侵犯浆膜层

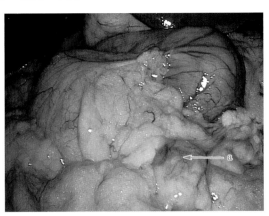

图 3-14　胃体大弯侧淋巴结转移（a）

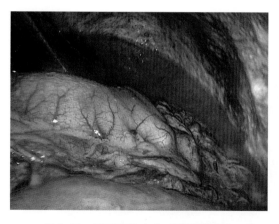

图 3-15　胃癌腹腔内广泛转移伴腹水

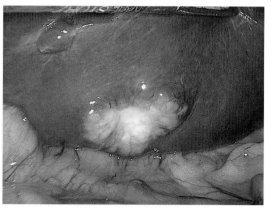

图 3-16　胃癌肝转移

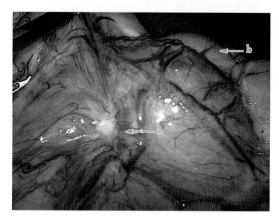

图 3-17　胃癌侵犯横结肠系膜（a），
横结肠（b）

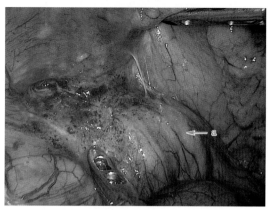

图 3-18　胃体后壁肿瘤侵犯胰腺（a）

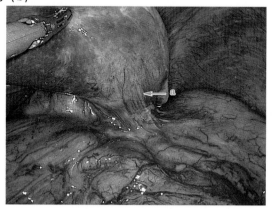

图 3-19　胃癌侵及左肝外叶（a）

## 七、淋巴结清扫顺序

原则上是自下而上、由右及左、先大弯后小弯进行操作，最后切断十二指肠和食管。

具体步骤如下：①远端胃大部切除术：No. 6→No. 7、9、11p→No. 3、1→No. 8a、12a、5→No. 4sb（图 3-20）；②全胃切除术：No. 6→No. 7、9、11p→No. 8a、12a、5→No. 1→No. 4sb→No. 10、11d→No. 2（图 3-21）；这种淋巴结清扫的顺序优点在于避免了手术体位频繁变动，减少了对病变胃壁组织的频繁钳夹和翻动，术野暴露好。并可使需分离的组织由下而上连成一片，最大限度地遵循了"整块切除"的原则。

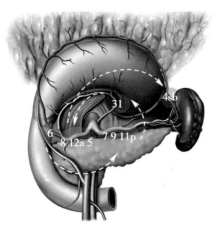

图 3-20 腹腔镜远端胃大部切除术淋巴结清扫顺序

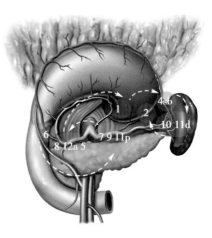

图 3-21 腹腔镜全胃切除术淋巴结清扫顺序

## 八、护 理 配 合

腹腔镜下胃切除术术式多种、手术器械繁多、操作过程复杂，手术的顺利完成离不开护理的密切配合。护理人员做好充分的术前准备，熟知手术步骤及术者的操作习惯，并且具有较好的应变能力，可以缩短手术时间，保证腹腔镜顺利完成。

**（一）患者访视**

接到患者手术通知后，巡回护士术前 1 天到病房访视患者，简单介绍手术方法以及腹腔镜的优越性，消除患者及家属紧张、恐惧情绪，帮助患者树立信心，以最佳的心态接受手术。对不适合了解自己病情的患者注意医疗保密。

**（二）手术器械准备**

腹腔镜手术前需准备好基础开腹手术器械，腹腔镜摄像系统及腹腔镜下操作器械，还需准备消化道重建相关器械。

**（三）手术间准备与布局**

1. 手术在层流洁净手术间进行，控制参观人员及工作人员的出入。手术室相对湿度保持在 40.0%～60.0% 左右，室温保持在 24℃适宜。可以播放轻音乐让患者放松心情。

2. 主腔镜系统置于患者左侧，两面液晶显示屏均置于患者头端两侧，调好角度，避免反光，使主刀医生和助手医生均能获得最佳手术视野。连接好气腹管道、摄像系统和超声刀等。

3. 器械护士位于患者左侧，器械台放置于手术台左侧脚板的后 1/3 处（图 3-22）。主刀穿好无菌手术衣后可在其背后垫一无菌巾，避免器械护士传递器械时被污染，确保器械台的无菌性。

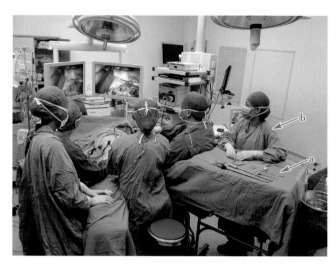

图 3-22　器械台（a）和护士（b）的站位

# 第四章

# 腹腔镜胃癌幽门下区域淋巴结清扫

## 第一节　腹腔镜胃癌幽门下区域淋巴结清扫概述

幽门下区域淋巴结清扫是腹腔镜胃癌根治手术过程中的一个重要环节，主要包括 No.6 淋巴结和 No.14v 淋巴结的清扫（图 4-1）。

No.6 淋巴结的转移率为 26.0% ~ 34.0%[1,2]，发生转移患者的 5 年生存率为 23.0%[2]。其转移情况主要受肿瘤部位、浸润深度等因素影响[3]。在早期胃中、下部癌中，No.6 淋巴结转移率为 1.7% 和 7.6%[4]，而在进展期胃中下部癌中，No.6 淋巴结的转移率可高达 34.2% ~ 41.0%[1,5]，是转移率最高的一组[6,7]。然而，No.6 淋巴结在早期胃上部癌中的转移率却较低，Xu 等[8] 报道，早期胃上部癌行全胃切除的病例中并未发现 No.6 淋巴结转移。Ishikawa 等[9] 分析了 127 例胃上部癌的临床资料，研究显示早期胃上部癌行根治术后也无一例发生 No.6 淋巴结转移。但是在进展期胃上部癌中 No.6 淋巴结的转移率可达到 8.6%[10]。第 3 版《日本胃

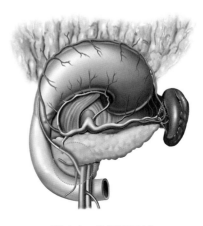

图 4-1　幽门下区域

癌治疗指南》（JCGC）规定，对于胃中下部癌及进展期胃上部癌行根治性手术治疗时，应常规清扫 No.6 淋巴结[11]，而早期胃上部癌行根治性近端胃大部切除术时不需要清扫 No.6 淋巴结。

No.14v 淋巴结的转移与否对胃癌患者的预后具有重要影响。文献报道，早期胃癌 No.14v 淋巴结的转移率较低，约为 0.0% ~ 1.3%，而进展期胃癌其转移率可高达 19.7%[1,8,12-13]。No.14v 淋巴结是否发生转移还受到多种因素的影响，包括肿瘤部位、肿瘤大小、浸润深度、淋巴结分期及是否发生远处转移等[12,14-15]。Zhu 等[1] 研究认为，No.14v 淋巴结转移率较低，而且该淋巴结的解剖位置复杂，清扫的难度和风险均较高，

易损伤到胃结肠静脉干、中结肠静脉、肠系膜上静脉等重要血管，引起难以控制的大出血；并且 No.14v 淋巴结转移常发生于晚期肿瘤患者，侵及胃壁较深且淋巴结转移较多，预后常较差，对其行 No.14v 淋巴结清扫也不能获得较满意的预后，故不建议胃下部癌常规清扫 No.14v 淋巴结。另外，An 等[14]对 1104 例行 No.14v 淋巴结清扫的胃癌患者的临床资料进行分析，研究显示 No.14v 淋巴结转移率仅为 6.6%，且转移阳性者中有 75.0% 患者处于胃癌Ⅳ期，而在Ⅱ、Ⅲ期胃癌中的转移率仅为 2.4%、4.1%。No.14v 淋巴结转移阳性者的 3 年、5 年生存率均较低（分别为 24.0% 和 9.0%），与已有远处转移的胃癌患者相近，总体预后较差，他们推荐应将 No.14v 淋巴结视为区域外淋巴结。因此，远端胃癌行 D2 淋巴结清扫术时应慎重考虑是否加行 No.14v 淋巴结清扫，并不建议予以常规清扫。这也与第 3 版《胃癌治疗指南》中未将 No.14v 淋巴结列入胃癌 D2 淋巴结清扫范围内的规定相符[11]。

　　然而，有少数学者认为[7,12]，根据胃窦区淋巴引流及解剖结构，No.6 淋巴结有向 No.14v 淋巴结转移的倾向，而 No.6 淋巴结是胃下部癌中最易出现转移的淋巴结，其转移阳性是 No.14v 淋巴结转移与否的独立危险因素，认为 No.6 淋巴结可疑阳性的进展期胃下部癌，在术者手术技术娴熟的情况下，可视情况予以清扫 No.14v 淋巴结，以达到根治目的。Liang 等[16]的研究也发现，No.14v 淋巴结转移是影响胃癌患者预后的独立危险因素，发生 No.14v 淋巴结转移者 5 年生存率明显低于阴性者（8.3% *vs.* 37.8%，$P < 0.01$），建议对于进展期胃中下部癌，尤其是肿瘤体积较大、浆膜受侵犯、No.6 淋巴结可疑转移的患者，予以清扫 No.14v 淋巴结。

## 第二节　腹腔镜胃癌幽门下区域淋巴结清扫相关解剖

### 一、与幽门下区域淋巴结清扫相关筋膜间隙

#### （一）大网膜

　　大网膜由胚胎时期胃背系膜前层向下延续而成。大网膜右起于十二指肠起始段，向左延续为胃脾韧带，其由 4 层腹膜构成，前两层自胃大弯和十二指肠第一段下行一段距离后再向上返折，移行为后两层至横结肠，向上包被横结肠并延伸为横结肠系膜贴于腹后壁。如果大网膜在其跨越横结肠处，前两层与横结肠有粘连时，胃大弯与横结肠间的大网膜就称胃结肠韧带，如果大网膜在其跨越横结肠处不与横结肠系膜融合者，则无真正意义上的胃结肠韧带（图 4-2 ~ 图 4-4）。

#### （二）胃结肠系膜间隙

　　大网膜后两层与横结肠系膜在靠近幽门处相互融合形成潜在的充满疏松结缔组织和少量脂肪组织的融合间

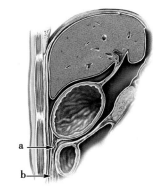

图 4-2　胃结肠韧带（a）与大网膜（b）示意图

隙，称为胃结肠系膜间隙，为手术中的一个无血管区，打开该间隙，可暴露胃网膜右血管和幽门下血管进而清扫 No. 6 淋巴结（图4-5～图4-7）。

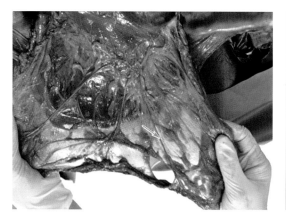

图 4-3　大网膜（解剖图）

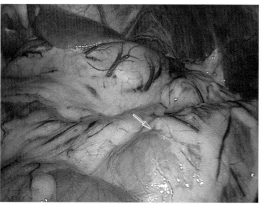

图 4-4　术中所见大网膜

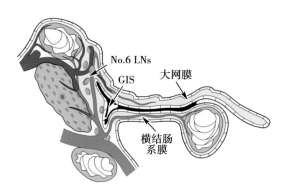

图 4-5　胃结肠系膜间隙（GIS）示意图

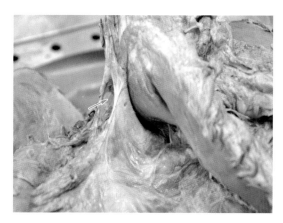

图 4-6　幽门下方的胃结肠系膜间隙（解剖图）

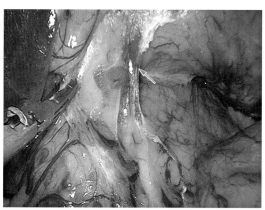

图 4-7　胃结肠系膜间隙

### （三）横结肠系膜

大网膜的后两层包裹横结肠之后，再向上附着于腹后壁，形成横结肠系膜。其在腹后壁的附着部位广泛，自结肠肝曲开始，跨越右肾中部、十二指肠降部、胰、左肾的前方至结肠脾曲为止。系膜的两端较为固定，中部较长，活动度大。横结肠系膜由前后两叶构成，两叶间存在的疏松结缔组织为易于解剖分离的融合间隙，该间隙内有横结肠的血管、神经、淋巴管和淋巴结

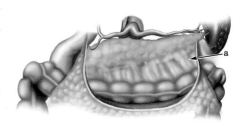

图4-8　横结肠系膜（a）

（图4-8～图4-10）。打开横结肠系膜前叶可显露位于横结肠系膜间隙内的中结肠血管，循中结肠血管向根部并打开胰腺前筋膜则进入与之相互贯通的胰前间隙。

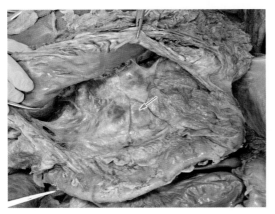

图4-9　横结肠系膜（解剖图）

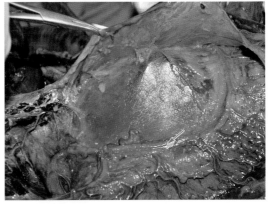

图4-10　位于横结肠系膜间隙内的血管（箭头，解剖图）

### （四）胰十二指肠筋膜及其系膜间隙

胰十二指肠前后筋膜为胃背系膜后层衍化而成，包绕胰头和十二指肠第二部并与升结肠系膜融合的系膜。胰十二指肠后筋膜与胰腺固有筋膜间的间隙称为胰十二指肠后间隙，内有肠系膜上静脉、门静脉走行及 No. 14v 组淋巴结（图4-11，图4-12）。

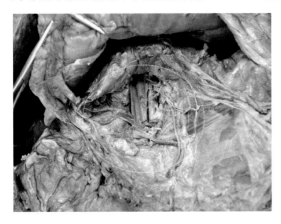

图4-11　胰十二指肠后间隙（解剖图）

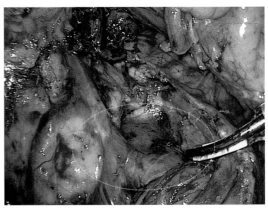

图4-12　胰十二指肠后间隙（术中）

## 二、与幽门下区域淋巴结清扫相关动脉解剖

### （一）胃网膜右动脉

胃网膜右动脉管径较粗，是胃窦区主要的供血血管，是胃十二指肠动脉在幽门下平面发出的终末支之一。其发出后在大网膜前叶两层腹膜间沿胃大弯左行，终末支与胃网膜左动脉吻合，形成胃大弯动脉弓，营养胃前、后壁和大网膜等。胃网膜右动脉及其分支分布于以胃网膜左右血管交界处为上界、以胃幽门为下界，胃的中轴线大弯侧范围内。胃网膜右动脉没有明显变异，通常首先确认胃十二指肠动脉，循着动脉主干分离可以确认胃网膜右动脉的根部（图4-13~图4-15）。

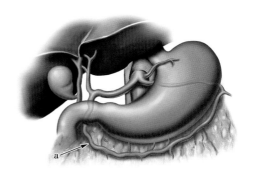

图4-13　胃网膜右动脉（a）分布范围

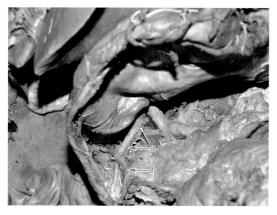

图4-14　胃十二指肠动脉（a）发出
胃网膜右动脉（b）（解剖图）

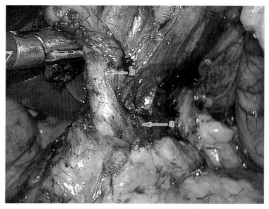

图4-15　胃十二指肠动脉（a）发出
胃网膜右动脉（b）

### （二）幽门下动脉

大部分从胃十二指肠动脉发出（约85.0%，图4-16~图4-18），少部分由胃网膜右动脉发出（约15.0%，图4-19，图4-20），主要供应幽门部的血液。幽门下动脉的分支特点是靠近根部附近扇状分出3~4支小动脉分支。在开展保留幽门的胃切除手术及对早期胃癌施行的保留幽门的根治性胃切除时，应予以保留该动脉，但是在肉眼判断有No.6淋巴结转移的情况下，应切除幽门下动脉。

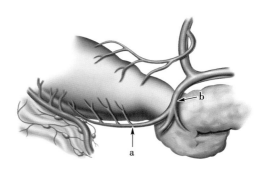

图4-16　幽门下动脉（a）由胃
十二指肠动脉（b）发出

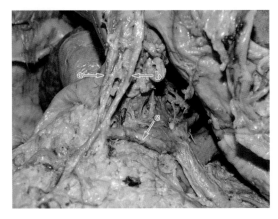

图 4-17　幽门下动脉（a）和胃网膜右动脉（b）
分别发自胃十二指肠动脉（c）（解剖图）

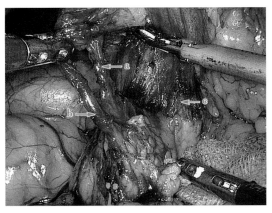

图 4-18　幽门下动脉（a）和胃网膜右动脉（b）
分别发自胃十二指肠动脉（c）

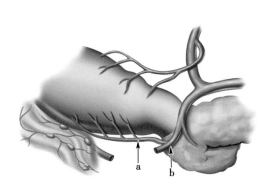

图 4-19　幽门下动脉（a）由胃网膜
右动脉（b）发出

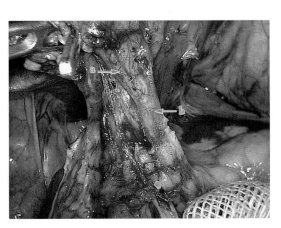

图 4-20　幽门下动脉（a）从胃网膜
右动脉（b）发出

### （三）胰十二指肠上动脉

　　胃十二指肠动脉在幽门下缘发出胃网膜右动脉和胰十二指肠上动脉（图 4-21，图 4-22），后者发出上前支和上后支（图 4-23），行于胰十二指肠前后沟内，与来自肠系膜上动脉的胰十二指肠下动脉吻合，分支营养十二指肠与胰腺（图 4-24，图 4-25）。

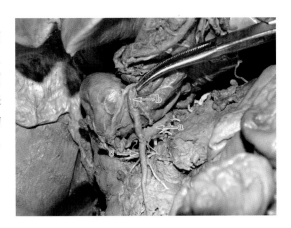

图 4-21　胃十二指肠动脉（a）发出胃网膜
右动脉（b）和胰十二指肠
上动脉（c）（解剖图）

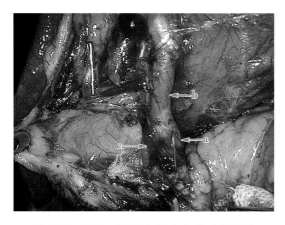

图 4-22　胃十二指肠动脉（a）发出胃网膜
右动脉（b）和胰十二指肠上动脉（c）

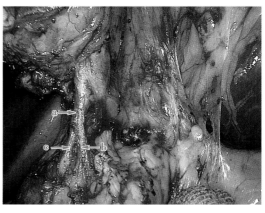

图 4-23　胰十二指肠上动脉（a）发出
上前支（b）和上后支（c）

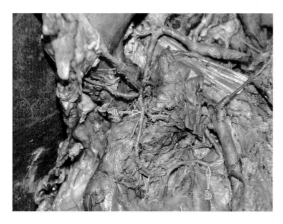

图 4-24　胰十二指肠上前动脉（a）与胰十二指肠
下前动脉（b）吻合（解剖图）

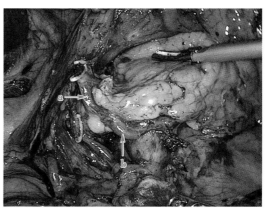

图 4-25　胰十二指肠上动脉（a）与胰十二指肠
下动脉（b）吻合

## 三、与幽门下区域淋巴结 清扫相关静脉解剖

### （一）胃网膜右静脉

与同名动脉伴行，回流到幽门下方后与
动脉分开，在胰头前方斜行向下，与胰十二
指肠上前静脉汇合成胃十二指肠静脉后，再
与右/副右结肠静脉汇合，形成胃结肠静脉
干（Henle's trunk），汇入肠系膜上静脉，并
最终汇入门静脉系统（图 4-26）。

### （二）肠系膜上静脉

在肠系膜内，位于肠系膜上动脉的右
侧，至胰颈后方与脾静脉汇合形成门静

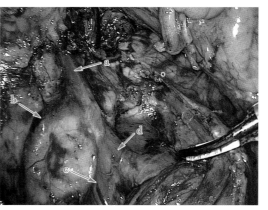

图 4-26　胃网膜右静脉（a）与胰十二指
肠上前静脉（b）汇合后与右结肠静脉（c）
形成 Henle's 干（d）

脉。收集肠系膜上动脉和胃十二指肠动脉供应区域的静脉血。其根部的主要属支有胃网膜右静脉、胰十二指肠上前静脉、右结肠静脉、副右结肠静脉和中结肠静脉（图 4-27，图 4-28）。

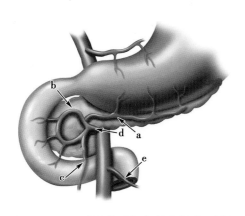

图 4-27　肠系膜上静脉根部的各属支：胃网膜右静脉（a）、胰十二指肠上前静脉（b）、右结肠静脉（c）、胃结肠静脉干（d）、中结肠静脉（e）

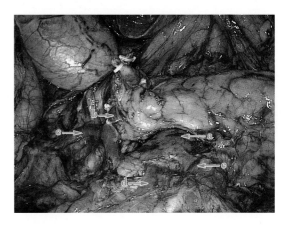

图 4-28　肠系膜上静脉根部（a）的各属支：胃网膜右静脉（b）、胰十二指肠上前静脉（c）、右结肠静脉（d）、中结肠静脉（e）

肠系膜上静脉根部各属支的汇入方式有 6 种：

1. 胃网膜右静脉与胰十二指肠上前静脉汇合后汇入肠系膜上静脉（图 4-29）。

2. 胃网膜右静脉直接汇入肠系膜上静脉（图 4-30）。

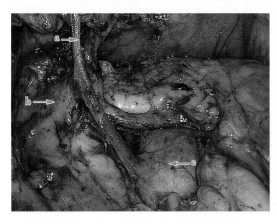

图 4-29　胃网膜右静脉（a）与胰十二指肠上前静脉（b）汇合后汇入肠系膜上静脉（c）

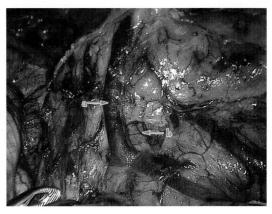

图 4-30　胃网膜右静脉（a）直接汇入肠系膜上静脉（b）

3. 胃网膜右静脉与胰十二指肠上前静脉汇合后再与右/副结肠静脉汇合形成 Henle 干后汇入肠系膜上静脉（图 4-31）。

4. 胰十二指肠上前静脉与右结肠静脉汇合后再与胃网膜右静脉合干后汇入肠系膜上静脉（图 4-32）。

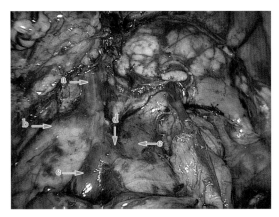

图 4-31　胃网膜右静脉（a）与胰十二指肠上前静脉（b）汇合后与右结肠静脉（c）、汇合形成 Henle 干（d）后汇入肠系膜上静脉（e）

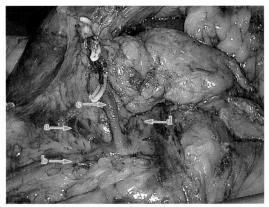

图 4-32　胰十二指肠上前静脉（a）与右结肠静脉（b）汇合后再与胃网膜右静脉（c）合干后汇入肠系膜上静脉（d）

5. 胃网膜右静脉与右结肠静脉合干后汇入肠系膜上静脉（图 4-33）。

6. 胃网膜右静脉、胰十二指肠上前静脉汇合后再与副右结肠静脉和右结肠静脉合干后汇入肠系膜上静脉（图 4-34）。

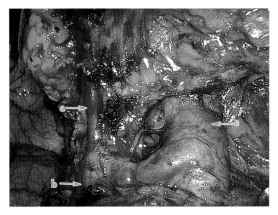

图 4-33　胃网膜右静脉（a）与右结肠静脉（b）合干后汇入肠系膜上静脉（c）

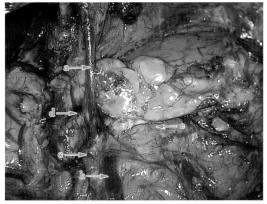

图 4-34　胃网膜右静脉（a）、胰十二指肠上前静脉（b）汇合后再与副右结肠静脉（c）和右结肠静脉（d）合干汇入肠系膜上静脉（e）

（三）中结肠静脉

常与同名动脉伴行，是术中寻找肠系膜上静脉的重要解剖标志，其汇入方式有 4 种：

1. 中结肠静脉直接汇入肠系膜上静脉（图 4-35）。

2. 右结肠静脉和中结肠静脉合干后汇入肠系膜上静脉（图 4-36）。

3. 中结肠静脉直接汇入脾静脉（图 4-37）。

4. 中结肠静脉与 Henle 干合干后汇入肠系膜上静脉（图 4-38）。

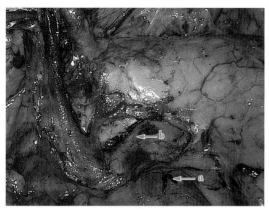

图 4-35 中结肠静脉（a）直接汇入
肠系膜上静脉（b）

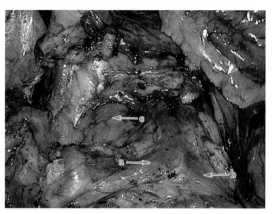

图 4-36 右结肠静脉（a）和中结肠静脉（b）
合干后汇入肠系膜上静脉（c）

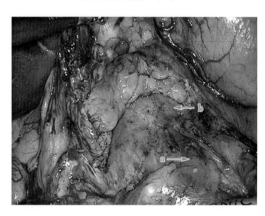

图 4-37 中结肠静脉（a）直接汇入脾静脉（b）

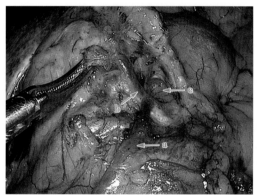

图 4-38 中结肠静脉（a）与 Henle 干（b）
合干后汇入肠系膜上静脉（c）

## 四、与幽门下区域淋巴结清扫相关淋巴结解剖

### （一）No. 6 淋巴结（幽门下淋巴结）

1. No. 6 淋巴结定义　No. 6 淋巴结位于幽门下的胃大弯侧两层胃系膜之间，包括沿幽门下动脉分布的幽门后淋巴结和幽门下淋巴结，以及分布于胃网膜右静脉与胰十二指肠上前静脉汇合部的淋巴结（图 4-39 ～ 图 4-41）。No. 6 淋巴结与 No. 4d 淋巴结的分界是胃网膜右动脉进入胃壁的第一支，该支血管（包括该支血管）的右侧为 No. 6 淋巴结，左侧为 No. 4d 淋巴结。在清扫 No. 6 淋巴结时，显露出胃网膜右静脉，应注意确定与胃网膜右静脉汇合的血管，并在胰十二指肠上前静脉汇合部的上方结扎、切断胃网膜右静脉。

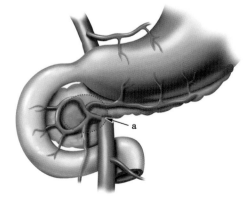

图 4-39 No. 6 淋巴结范围（a）

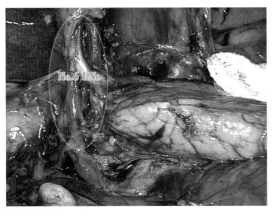

图 4-40　No. 6 淋巴结范围　　　　　　　图 4-41　No. 6 淋巴结

2. No. 6 淋巴结转移病例

［病例一］（图 4-42，图 4-43）

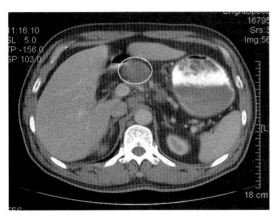
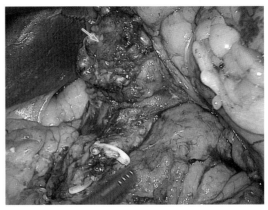

图 4-42　No. 6 淋巴结转移 CT 显像　　　　图 4-43　No. 6 淋巴结转移（术中所见）

［病例二］（图 4-44 ~ 图 4-47）

新辅助化疗前后所见 No. 6 淋巴结情况：

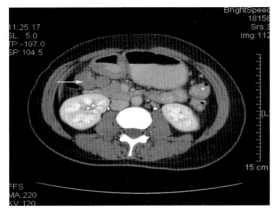
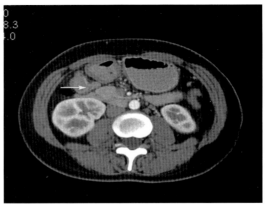

图 4-44　新辅助化疗前 No. 6 淋巴结转移 CT 显像　　　图 4-45　新辅助化疗后 No. 6 淋巴结 CT 显像

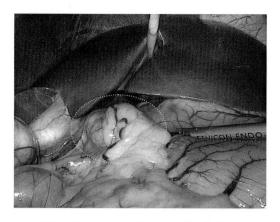

图 4-46 术中探查见 No.6 淋巴结肿大

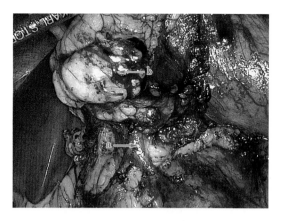

图 4-47 No.6 淋巴结清扫后，
胃网膜右静脉（a）、No.6 淋巴结（b）

**（二）No.14v 淋巴结**（肠系膜上静脉根部淋巴结）

1. No.14v 淋巴结定义　属于肠系膜上淋巴结的一部分，收纳来自沿肠系膜上血管及其分支分布的淋巴引流。位于肠系膜上静脉根部前面的淋巴结称为 No.14v 淋巴结，其上界为胰腺下缘，右缘为胃网膜右静脉与胰十二指肠上前静脉的汇合部的左侧，左缘为肠系膜上静脉的左缘，下界为中结肠静脉分叉部（图 4-48 ~ 图 4-50）。

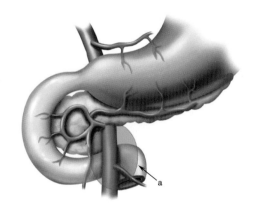

图 4-48 No.14v 淋巴结范围（a）

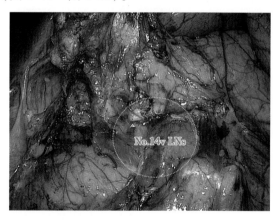

图 4-49 No.14v 淋巴结范围

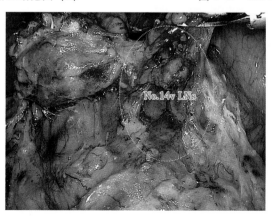

图 4-50 No.14v 淋巴结

2. No.14v 淋巴结转移病例

[病例一]（图 4-51，图 4-52）

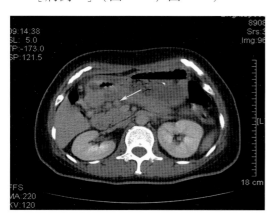

图 4-51 No.14v 淋巴结转移术前 CT

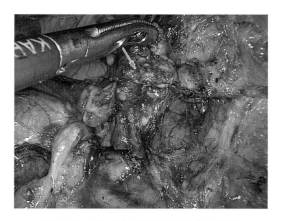

图 4-52 No.14v 淋巴结转移术中所见

[病例二]（图 4-53，图 4-54）

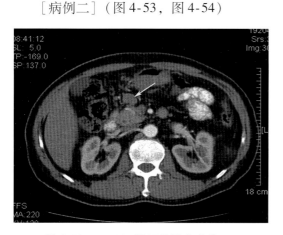

图 4-53 No.14v 淋巴结转移术前 CT

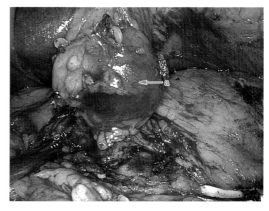

图 4-54 No.14v 淋巴结转移（a）术中所见

[病例三]（图 4-55 ~ 图 4-58）

新辅助化疗前后所见 No.14v 淋巴结情况：

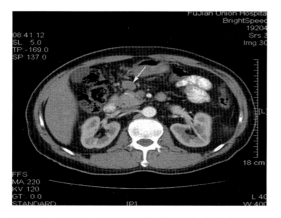

图 4-55 No.14v 淋巴结转移新辅助化疗前 CT 显像

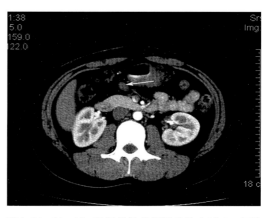

图 4-56 No.14v 淋巴结转移新辅助化疗后 CT 显像

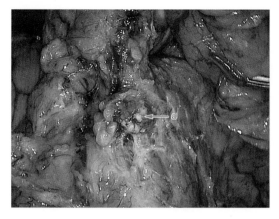

图 4-57　术前探查：No. 14v 淋巴结（a）

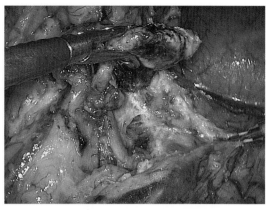

图 4-58　No. 14v 淋巴结转移清扫后

# 第三节　幽门下区域淋巴结清扫手术步骤

## 一、切除大网膜，剥离横结肠系膜前叶

### （一）切除大网膜

1. 手术入路　横结肠上缘近中央处入路（图 4-59），此处为大网膜最薄且为无血管区。

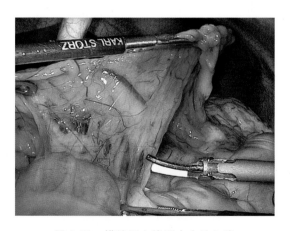

图 4-59　横结肠上缘近中央处入路

2. 暴露方式　助手首先将覆盖于下腹部的大网膜上移置于横结肠上方和胃前壁区域，用两把无创抓钳距离横结肠上缘约 3～5cm 将大网膜向上提起并向两侧展开，术者左手持无创抓钳向下反向牵引横结肠，形成三角牵拉使大网膜处于紧张状态（图 4-60），在分离大网膜过程中，助手左、右抓钳前后交替更换大网膜的提拉位点，始终使大网膜保持一定张力，便于超声刀离断（视频 1）。

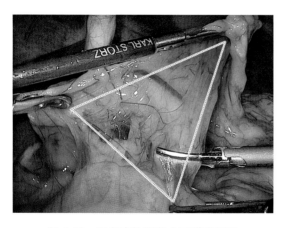

图 4-60　三角牵拉张紧大网膜离断缘

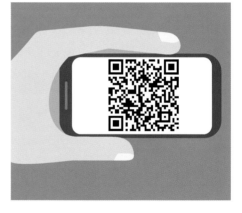

视频 1　腹腔镜胃癌助手配合技巧

　　3. 手术步骤　超声刀自横结肠上缘近中央处开始，于无血管区分离大网膜（图 4-61），然后分别向左、右扩展切开范围，先向左分离至结肠脾曲（图 4-62），再向右分离至结肠肝曲（图 4-63），完全游离大网膜横结肠附着缘。随后，助手将离断的大网膜全部移至胃底体部前方，以便更好地显露幽门下区的术野，以利于横结肠系膜前叶的分离和幽门下区域淋巴结的清扫。

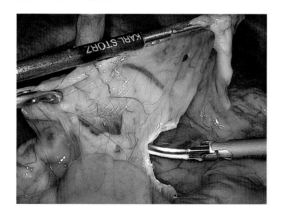

图 4-61　横结肠上缘无血管区离断大网膜

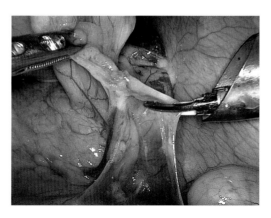

图 4-62　离断大网膜至结肠脾曲

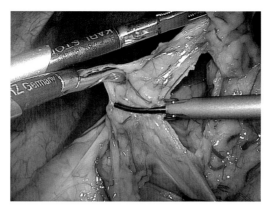

图 4-63　离断大网膜至结肠肝曲

**（二）剥离横结肠系膜前叶**

1. **手术入路**　右侧横结肠上缘入路（图4-64），因为此处横结肠系膜前后叶之间融合间隙（胃结肠系膜间隙）的组织最为疏松且无血管，方便剥离系膜前叶，不容易引起出血。

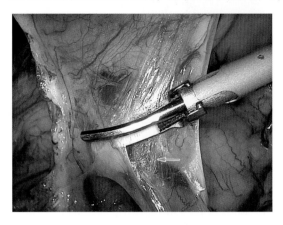

图4-64　右侧横结肠上缘入路

2. **暴露方式**　助手左手持无创抓钳向上提起胃窦部大弯侧网膜（图4-65），右手持无创抓钳轻轻提起横结肠系膜前叶（图4-66），术者左手持无创抓钳向下反向按压横结肠系膜，使两者形成一定张力，显露横结肠系膜前后叶之间由疏松结缔组织形成的胃结肠系膜间隙（图4-67）。在剥离结肠系膜前叶过程中，助手可用无创抓钳沿间隙轻轻地上、下顶推（图4-68，图4-69），协助术者进一步分离显露融合间隙。

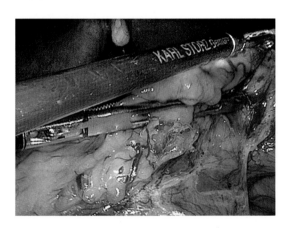

图4-65　助手左手持无创抓钳
提起胃窦部大弯侧网膜

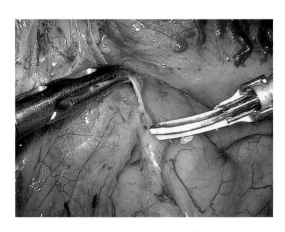

图4-66　助手右手持无创抓钳提起横结肠系膜前叶

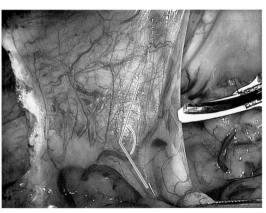

图4-67　显露横结肠系膜前后叶之间的融合间隙

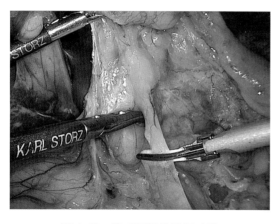

图 4-68　助手顶推横结肠系膜
前叶协助显露融合间隙

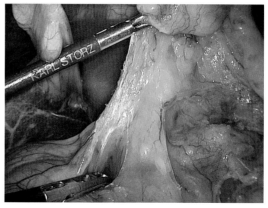

图 4-69　助手向下顶推横结肠系
膜后叶协助显露融合间隙

3. **手术步骤**　超声刀自右侧横结肠上缘开始分离（图 4-70），随后沿横结肠系膜前后叶之间的融合间隙钝、锐性交替分离横结肠系膜前叶（图 4-71，图 4-72），向右侧分离至十二指肠降部内侧缘（图 4-73），向上分离至胰腺下缘（图 4-74）。

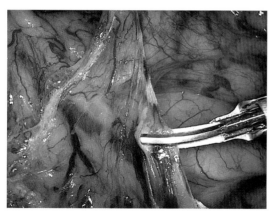

图 4-70　自右侧横结肠上缘开始分离

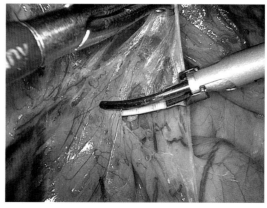

图 4-71　超声刀锐性分离横结肠系膜前叶

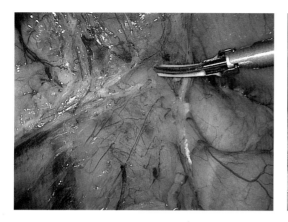

图 4-72　超声刀钝性剥离横结肠系膜前叶

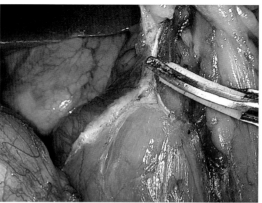

图 4-73　分离横结肠系膜前叶至十二指肠内侧缘

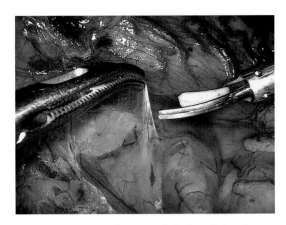

图 4-74　分离横结肠系膜前叶至胰腺下缘

## 二、清扫 No. 14v 淋巴结

### （一）手术入路

中结肠静脉入路（图 4-75），中结肠静脉和胰颈下缘是术中寻找肠系膜上静脉的解剖定位标志。在横结肠系膜前后叶间胃结肠系膜间隙中循中结肠静脉向近心端追溯至胰颈下缘，就可找到肠系膜上静脉。

### （二）暴露方式

助手左手持无创抓钳继续向上提拉胃窦部大弯侧网膜，右手持无创抓钳向上提拉已经分离的横结肠系膜前叶，术者向下按压横结肠系

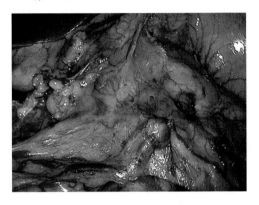

图 4-75　中结肠静脉入路

膜后叶，使两者保持适当张力，显露出中结肠静脉及肠系膜上静脉根部术野（图 4-76），暴露时避免用力过度撕裂静脉引起出血。此时，扶镜手需要调节腹腔镜焦距为近焦，并将镜头缓慢前移，清晰显露肠系膜上静脉根部周围术野（视频 2）。

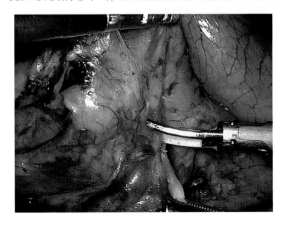

图 4-76　显露肠系膜上静脉根部区域

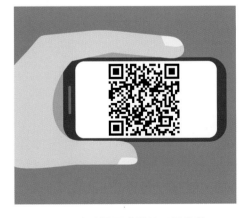

视频 2　腹腔镜胃癌扶镜手操作技巧

### （三）手术步骤

助手右手持无创抓钳向上提拉中结肠静脉表面的脂肪结缔组织，术者用超声刀的非功能面沿中结肠静脉分支表面（图4-77）循其走行向胰腺下缘方向分离，可显露该静脉在肠系膜上静脉的汇入点（图4-78）。继续沿肠系膜上静脉表面的解剖间隙锐性解剖分离其表面的脂肪淋巴组织，向上分离至胰腺下缘，进入胰十二指肠后间隙（图4-79），向左分离至肠系膜上静脉的左侧缘，向右分离至胃结肠静脉干（Henle's trunk）汇入肠系膜上静脉处（图4-80）。随后，超声刀继续向右侧沿胃结肠静脉干表面的解剖间隙继续分离，至胃网膜右静脉与右/副右结肠静脉汇合处显露胃十二指肠静脉（图4-81），最后分离至胃网膜右静脉与胰十二指肠上前静脉汇合部（图4-82）。完整分离肠系膜上静脉和胃结肠静脉干周围的脂肪淋巴组织，完成 No. 14v 淋巴结的清扫（图4-83）。

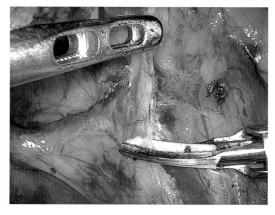

图4-77　超声刀非功能面沿中结肠静脉表面分离

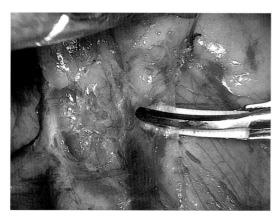

图4-78　显露中结肠静脉于肠系膜上静脉的汇入点

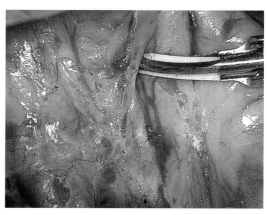

图4-79　分离至胰颈下缘进入胰十二指肠后间隙

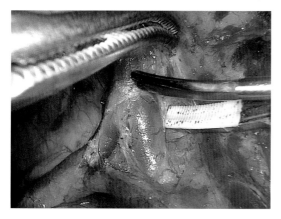

图4-80　裸化"Henle's trunk"

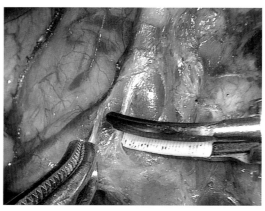

图4-81　分离显露胃网膜右静脉与右/副右结肠静脉汇合处

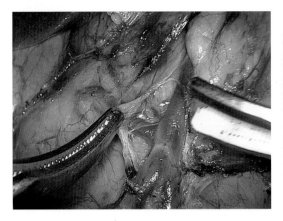

图 4-82 分离显露胃网膜右静脉与
胰十二指肠上前静脉汇合部

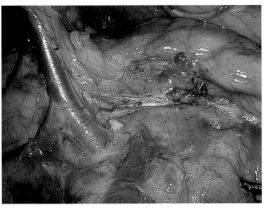

图 4-83 No. 14v 淋巴结清扫后

## 三、清扫 No. 6 淋巴结

### （一）手术入路

胃结肠系膜间隙入路（图 4-84），此间隙内的胰十二指肠上前静脉与胃网膜右静脉的汇合处，即为 No. 6 淋巴结清扫的起点，循胃网膜右静脉向上可进一步显露胃十二指肠动脉及胃网膜右动脉根部。

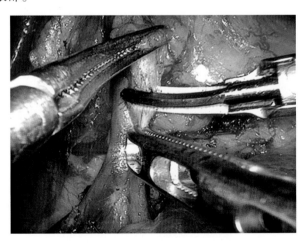

图 4-84 No. 6 淋巴结清扫的起点

### （二）暴露方式

助手左手持无创抓钳抓持胃窦部后壁并向上提起，右手持无创抓钳提起血管表面的脂肪结缔组织，此时术者左手持无创抓钳用一小纱布向下反向按压胰腺下缘横结肠系膜根部，显露幽门下区，为顺利清扫 No. 6 淋巴结提供良好的视野和张力（图 4-85）。

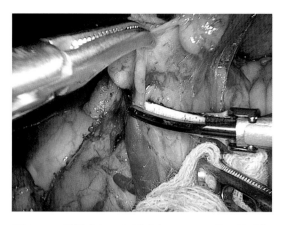

图 4-85　暴露幽门下区域方便 No. 6 组淋巴结清扫

### （三）手术步骤

助手右手持无创抓钳向上提拉或者向外侧牵引胃网膜右静脉表面的结缔组织及脂肪淋巴组织，术者用超声刀非功能面自胰十二指肠上前静脉与胃网膜右静脉汇合处开始，沿胃网膜右静脉表面继续向远心端解剖，直至胰头上缘平面（图 4-86）。完全裸化胃网膜右静脉后，助手将胃网膜右静脉向外侧牵引使之与胰腺分离，术者于胰十二指肠上前静脉与胃网膜右静脉汇合部上方，上血管夹后离断胃网膜右静脉（图 4-87）。而后，助手左手抓钳继续向上方提拉胃窦后壁，同时右手抓钳向外侧推开十二指肠球部，术者左手用小纱布向下方轻轻按压胰腺，显露十二指肠胰头间沟（图 4-88），分离显露出胃十二指肠动脉（图4-89），沿胃十二指肠动脉的终末段解剖，暴露胃网膜右动脉根部（图 4-90）。助手抓持胃网膜右动脉表面的脂肪淋巴组织，超声刀沿着动脉表面的解剖间隙向幽门方向分离，完全裸化胃网膜右动脉根部（图 4-91）后上血管夹后予以离断（图 4-92）。此处，通常还需离断从胃十二指肠动脉发出的幽门下动脉，在清扫 No. 6 淋巴结过程中应避免损伤该动脉而引起出血。随后，超声刀非功能面紧贴十二指肠壁从胃网膜右动脉根部断端开始，继续向幽门方向裸化十二指肠壁达幽门部（图 4-93），整块切除幽门下区脂肪淋巴组织，完成 No. 6淋巴结的清扫（图 4-94）。至此，幽门下区域淋巴结的清扫已完成（图 4-95，视频 3）。

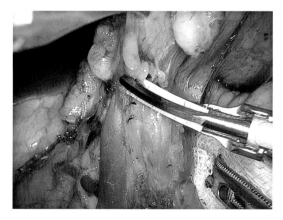

图 4-86　裸化胃网膜右静脉至胰头上缘平面

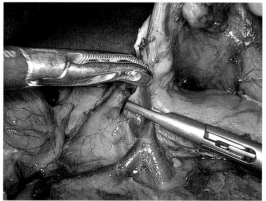

图 4-87　于胰十二指肠上静脉汇合处
上方离断胃网膜右静脉

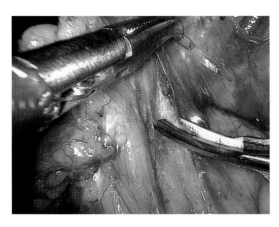

图 4-88　分离十二指肠与胰头沟之间的筋膜间隙

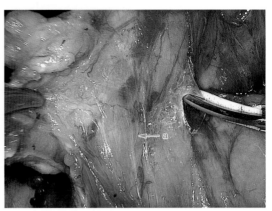

图 4-89　显露胃十二指肠动脉（a）末端

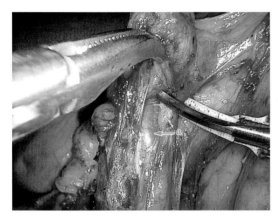

图 4-90　显露胃网膜右动脉根部（a）

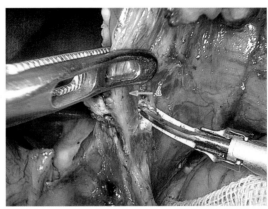

图 4-91　裸化胃网膜右动脉（a）

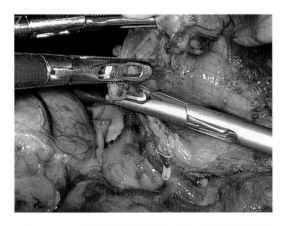

图 4-92　于胃网膜右动脉根部上血管夹并予离断

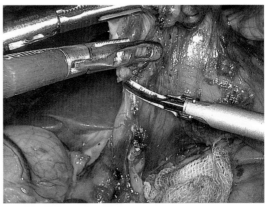

图 4-93　裸化十二指肠壁达幽门部

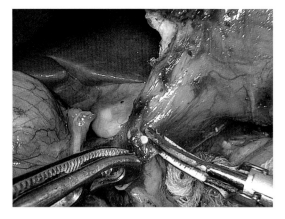

图 4-94　No. 6 淋巴结清扫后

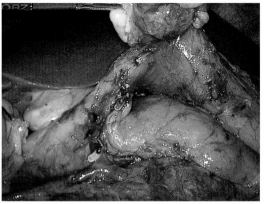

图 4-95　No. 14v、No. 6 淋巴结清扫后

视频 3　腹腔镜胃癌幽门下区域淋巴结清扫术

## 第四节　幽门下区域淋巴结清扫常见情况和处理技巧

### 一、切除大网膜、剥离横结肠系膜前叶手术技巧

**（一）切除大网膜**

1. 分离过程中的手术技巧　分离大网膜前应先探查腹腔内的情况，有腹部手术史者常常存在粘连，无腹部手术史患者亦可能存在粘连（图 4-96）。若探查腹腔时提拉大网膜出现阻力，要考虑大网膜发生粘连可能，勿暴力拖拽导致出血，应仔细寻找粘连处并于根部将粘连分离，以免残余网膜组织术后发生缺血坏死，导致腹腔感染。离断大网膜应以横结肠为标志，自横结肠近中央部紧贴着大网膜横结肠缘分离并进入网膜囊，此处大网膜最薄且血管分布稀少。部分肥胖及粘连病例循上述入路难以进入小网膜囊时，应该沿着横结

肠上缘，向左仔细分离网膜之间的粘连，直至看到胃后壁的解剖标志，表明手术平面已进入小网膜囊，方能继续向左完整切除大网膜。暴露大网膜时，助手左、右抓钳分别钳夹网膜组织并向上提拉，钳夹点距离横结肠上缘约 3 ~ 5cm 左右为宜，太远不利于张力的维持，太近则影响操作视野。术者轻夹横结肠并向下牵拉，与助手形成三角牵拉，使大网膜的横结肠缘张紧平展。分离过程中，助手通过交替更换提拉大网膜位点，在移动中形成较好的分离平面，实现快速分离。

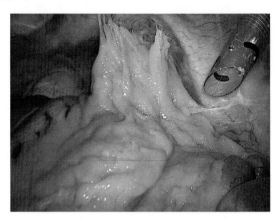

图 4-96　既往无腹部手术史，大网膜与腹壁粘连

　　2. 邻近组织和器官损伤的预防　　肥胖患者大网膜多而厚，且易出现粘连，横结肠常被包裹其内，不易暴露，分离时可用钝、锐性分离交替进行，小心谨慎，以免损伤结肠（图 4-97），分离过程中应以横结肠上缘为指引；分离大网膜结肠脾曲附近时，由于该处的大网膜与脾结肠韧带相互融合、皱褶，脾脏往往与网膜等形成粘连，分离需特别小心谨慎，避免损伤结肠和脾脏，助手也应注意牵拉的张力，忌用暴力，导致脾脏撕裂。十二指肠和结肠肝曲的距离常较近，而且周围包绕脂肪组织，因结肠相对游离，沿横结肠分离可较易找到结肠肝曲，分离后向外牵引结肠肝曲，可较好显露位于内侧的十二指肠（图 4-98）。若先显露十二指肠，不但视野受限，而且易损伤结肠。若术中发现已误伤结肠，应立即停止当前操作，仔细查看损伤部位，立即予以修补或是使用钛夹标记损伤部位，以利开腹后损伤肠管的寻找（图 4-99）。

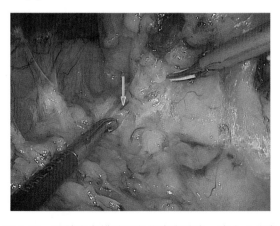

图 4-97　肥胖患者横结肠包绕在脂肪中，应小心分离

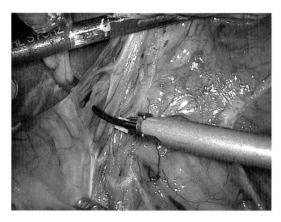

图 4-98　向外牵引结肠肝曲，可较好显露
位于内侧的十二指肠

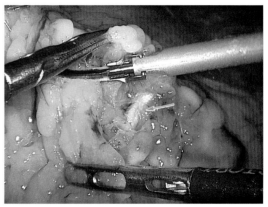

图 4-99　结肠浆膜面受损

3. 血管损伤的预防　分离大网膜过程一般无大的血管，若分离时发现有较大的血管需要切断，应仔细辨认，避免损伤横结肠供血血管等重要血管。

（二）剥离横结肠系膜前叶

1. 分离过程中的手术技巧　横结肠系膜前、后叶的间隙即胃结肠系膜间隙越靠近胰头的部位越疏松。应该由左向右，由浅入深，逐层剥离横结肠系膜前叶。当分离结肠系膜前叶至靠近胰腺下缘时，助手向上前方提拉胃窦部，术者向下牵引横结肠系膜，此时，横结肠系膜前、后叶间可形成一个夹角为钝角的平面，两平面夹角之间疏松组织，即为分离的层面（图 4-100）。如果此间隙暴露不明显，助手右手抓钳向胰头下方轻轻钝性分离，协助该间隙的显露（图 4-101）。因为横结肠系膜前后叶的筋膜间隙内无血管分布，容易分离且不易出血，若分离过程反复出现小血管出血，应考虑分离平面过深或过浅，需重新寻找解剖平面（图 4-102）。十二指肠内侧缘为横结肠系膜前叶的右侧界，在剥离横结肠系膜前叶的时候，超声刀应该都要分离到该界限，方能完整剥离横结肠系膜前叶，充分松解十二指肠球部和降部与结肠肝曲的粘连，便于助手将胃窦部向上方牵引，利于幽门下区域淋巴结的清扫（图 4-103）。

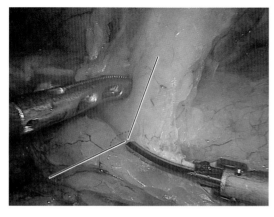

图 4-100　横结肠系膜前后叶间的夹角

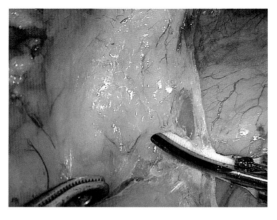

图 4-101　助手用无创抓钳上下钝性分离横
结肠系膜，协助暴露解剖间隙

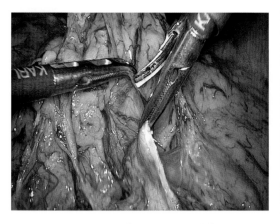

图 4-102　分离平面过深或过浅，
需重新寻找解剖平面

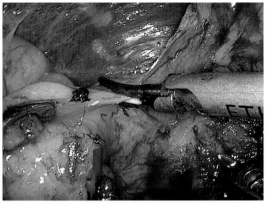

图 4-103　充分松解十二指肠球部和降部与
结肠肝曲的粘连

2. 邻近组织和器官损伤的预防　有些患者胃结肠系膜间隙较致密，在分离横结肠系膜前叶时因走行平面过深而导致系膜破损，表现为系膜出现破洞，可见到后方的肠壁（图 4-104）。此时应检查破损部位、范围以及结肠血管是否损伤等，重新调整剥离平面，寻找正确的解剖间隙。

3. 血管损伤的预防　横结肠系膜前、后叶的剥离面常常会受助手向上过度牵拉及粘连等因素的影响而改变，有时会将上提的横结肠系膜血管误认为是胃网膜右血管而结扎切断（图 4-105）。故当横结肠

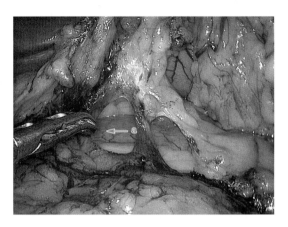

图 4-104　横结肠系膜破损后见其后的小肠（a）

系膜被上提时，应靠近胃侧分离，正确分辨解剖层面，以免损伤横结肠系膜及其血管（图 4-106）。

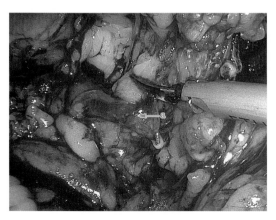

图 4-105　误将右结肠静脉（a）
当作胃网膜静脉结扎

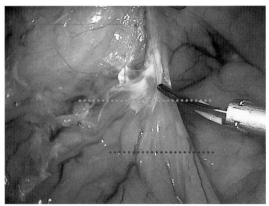

图 4-106　横结肠系膜被提起，应与靠近
胃侧的绿色虚线平面分离

## 二、No.14v 淋巴结清扫中处理技巧

### （一）分离过程中的手术技巧

在寻找和暴露解剖间隙时，助手一手抓钳将胃窦后壁向上提起，另一手抓钳与主刀的抓钳对拉使要分离的组织稍张紧，以利于解剖间隙的暴露和超声刀的操作（图4-107）。暴露肠系膜上静脉前，应先分离横结肠系膜前叶，寻找中结肠静脉，沿着结肠中静脉的表面找寻肠系膜上静脉。有时在中结肠血管的前方可能存在较厚的结缔组织，正确的分离平面应该是贴紧血管表面进行的，这样不易使平面过高或过低。对于肥胖或肠系膜上静脉较深而暴露困难的患者，可在胰腺下缘找寻胃网膜右静脉，沿着胃网膜右静脉和结肠中静脉的走行，暴露两支静脉在肠系膜上静脉上的汇入点，从而进入此处的胰后间隙，显露肠系膜上静脉（图4-108）。

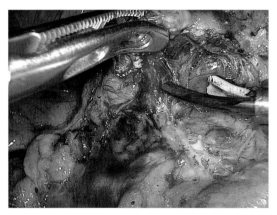

图 4-107　助手协助暴露解剖间隙，以利于超声刀的操作

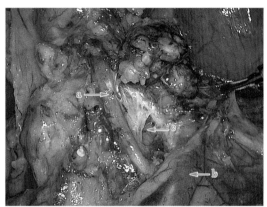

图 4-108　循胃网膜右静脉（a）及中结肠静脉（b）显露肠系膜上静脉（c）

### （二）邻近组织和器官损伤的预防

肥胖患者的脂肪淋巴组织常不易与胰腺组织区分，在清扫肠系膜上静脉根部淋巴结至胰腺下缘时，需仔细辨别脂肪淋巴组织和胰腺组织，应沿着胰腺的表面分离清扫淋巴结，以免损伤胰腺导致术后胰瘘的发生。当 No.14v 淋巴结肿大明显时，暴露淋巴结基底部与肠系膜上静脉间的间隙就显得十分重要。手术操作过程中分离平面过浅，超声刀容易进入淋巴结中，导致淋巴结出血（图4-109），过深则易损伤肠系膜上静脉导致大出血。

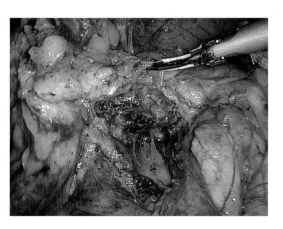

图 4-109　No.14v 淋巴结肿大时，应暴露淋巴结基底部，以免走行于淋巴结中

### （三）血管损伤的预防

在暴露肠系膜上静脉的过程中，术者切勿单纯沿着中结肠静脉表面分离，导致操作空间狭小，这样容易损伤肠系膜静脉且损伤后不容易止血；应该充分打开中结肠静脉周围的手术平面，在剥离横结肠系膜前叶的同时，自然显露肠系膜上静脉（图 4-110）。肠系膜上静脉前方有一薄层筋膜，是胰十二指肠前筋膜的延续。在清扫 No. 14v 淋巴结时，需将此层筋膜打开，以充分显露肠系膜上静脉。助手协助提拉静脉前方欲分离的脂肪淋巴组织，主刀将中结肠血管及横结肠系膜向下方牵引，可充分暴露脂肪淋巴组织与血管间的间隙，便于超声刀在此间隙进行游离（图 4-111）。因为静脉壁较薄，故在肠系膜静脉表面操作时要求动作要轻柔，应尽量减少钝性分离，主要用超声刀直接切割，并始终应将超声刀的非功能面靠近静脉壁，以防止静脉壁的损伤引起出血（图 4-112）。胰腺下缘常常存在小静脉直接汇入肠系膜上静脉（图 4-113），在行 No. 14v 淋巴结清扫时，应尽量避免切断这些小静脉，因为肠系膜上静脉的压力较高，且静脉壁薄，易引起出血。如必须予以离断时，超声刀应完全夹闭血管并使用超声刀的慢档分离。若这些小静脉发生出血，宜用纱布压迫止血，不应盲目地用超声刀止血，否则易造成难以控制的大出血。由于肠系膜上静脉的各属支汇入方式有多种，在清扫淋巴结时应该小心谨慎，超声刀操作幅度不宜过大，直视下将淋巴结组织分离。当暴露出肠系膜上静脉左右缘时，应充分辨别静脉属支的汇入点所在，在静脉属支平面的前方进行 No. 14v 组淋巴结清扫，避免损伤肠系膜上静脉各属支。部分患者右结肠动脉在 Henle 干下方 1~2cm 处横跨于肠系膜上静脉的前方。此时，应从动脉的表面分离横结肠系膜前叶，然后进入胰腺后间隙找到肠系膜上静脉。如果从动脉的下方找寻肠系膜上静脉，则很容易损伤该动脉（图 4-114）。另外，在幽门下区域出现的异常动脉须特别小心，需警惕变异的右结肠动脉，应将该动脉游离并追踪其来源和去向，以免盲目结扎造成结肠缺血（图 4-115~图 4-118）。少数患者胰十二指肠上动脉发出的分支较浅表，显露于胰腺表面，故在分离胰腺被膜和清扫 No. 14v 淋巴结时须注意勿损伤此血管（图 4-119）。

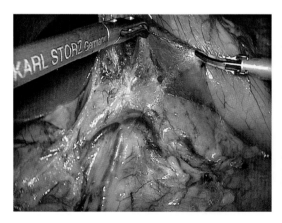

图 4-110　剥离横结肠系膜前叶，
自然显露肠系膜上静脉

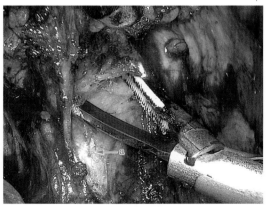

图 4-111　超声刀打开肠系膜上静脉（a）
前方的筋膜

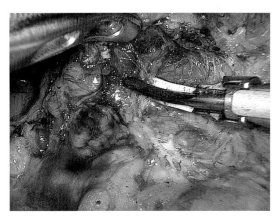

图 4-112 超声刀非功能面靠近血管操作

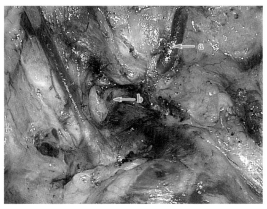

图 4-113 小静脉（a）直接
汇入肠系膜上静脉（b）

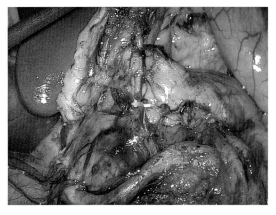

图 4-114 横跨于静脉前方的右结肠动脉（a）

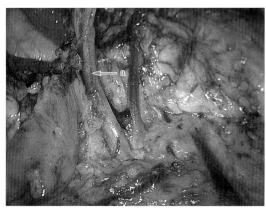

图 4-115 肠系膜上动脉发出的变异的右结肠
动脉（a）被上提而呈向上走行

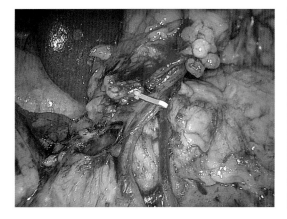

图 4-116 变异的右结肠动脉术中
误当网膜血管予以切断

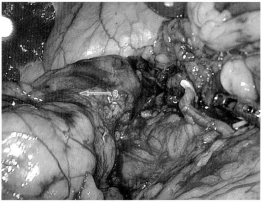

图 4-117 变异的右结肠动脉误切断后
结肠肝曲（a）发生缺血

**49**

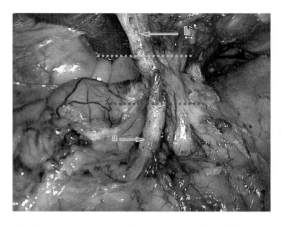

图 4-118　变异的右结肠动脉（a）从胃网膜右动
脉（b）发出，绿色为胃网膜右动脉切断部位

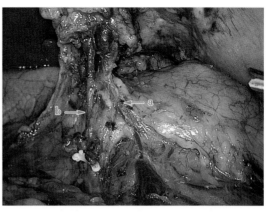

图 4-119　胰十二指肠上动脉发出的
上前支（a）、上后支（b）

## 三、No.6 淋巴结清扫中常见情况及处理技巧

### （一）分离过程中的手术技巧

在进行 No.6 淋巴结清扫前首先应充分分离十二指肠周围粘连。淋巴结清扫过程中，要始终保持解剖部位一定的张力，使清扫的淋巴结区域充分显露。当胃窦部的肿瘤较大，助手无法钳夹胃窦壁时，可以利用无创抓钳从胃窦后壁挑起胃壁或钳夹较多的网膜组织，以显露解剖间隙（图 4-120）。当幽门下区的脂肪淋巴组织较多而影响暴露时，可用一块小纱布将下垂的脂肪组织固定于肝与十二指肠之间，以便更好的暴露幽门下区域（图 4-121，图 4-122）。肥胖或伴肿大的 No.6 淋巴结者，若胰十二指肠上前静脉与胃网膜右静脉汇合处手术入路点不易确定，应先暴露肠系膜上静脉及 Henle 干，由下而上沿着胰头表面显露胃网膜右静脉的起点（图 4-123）。对幽门下区脂肪组织较多的患者，胰头是清扫 No.6 淋巴结的重要解剖标志，可于胰头表面分离至十二指肠-胰头间沟内，先显露胃十二指肠动脉，再沿胃十二指肠动脉找寻胃网膜右动脉的根部，从而显露胃网膜右动脉。

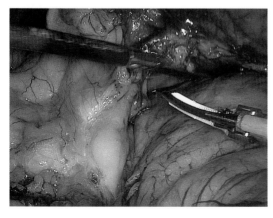

图 4-120　胃窦后壁肿瘤，助手用无创抓钳
挑起胃窦暴露视野

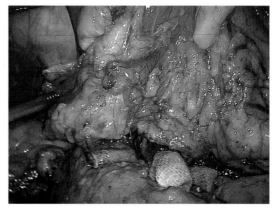

图 4-121　翻转胃体之前，脂肪多，
影响幽门下区的显露

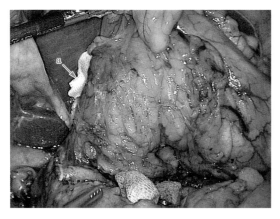

图 4-122　利用纱布（a）将脂肪堆塞于肝与十二指肠之间，显露幽门下区

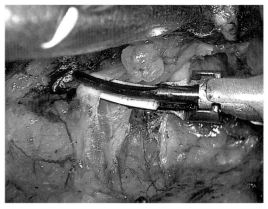

图 4-123　先暴露肠系膜上静脉，再暴露胃网膜右静脉

胃幽门部的血管多呈爪形进入胃壁，当在清扫过程中遇到此形状血管时说明十二指肠已游离到幽门部。

**（二）邻近组织和器官损伤的预防**

在游离十二指肠的过程中，应该注意组织间的界限，防止其他器官组织（如胆囊、结肠、胰腺等）的副损伤。助手在暴露的过程中，牵拉网膜组织力度应适宜，以免撕裂网膜组织引起出血（图 4-124）。利用超声刀分离功能，沿着血管横轴和纵轴交替分离裸化胃网膜右静脉周围脂肪组织，完全游离静脉后方（图 4-125，图 4-126）。部分患者，在幽门下区常常会出现迷走胰腺和异型胰腺腺叶，其与肿大的幽门下淋巴结和脂肪组织外观上较为相似，手术时应予以鉴别。迷走胰腺可予以切除，而异型腺叶组织则需保留（图 4-127~图 4-129），以免引起出血或术后胰瘘的发生。在完成 No.6 淋巴结清扫，裸化十二指肠壁时，超声刀应沿着十二指肠壁切线方向进行，并将超声刀的非功能面靠近肠壁，以免损伤十二指肠壁。

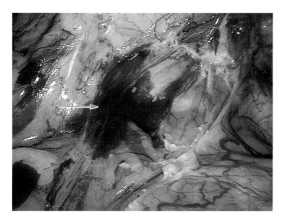

图 4-124　牵拉张力过大，导致网膜组织撕裂出血

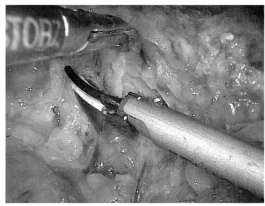

图 4-125　超声刀沿血管纵轴方向裸化

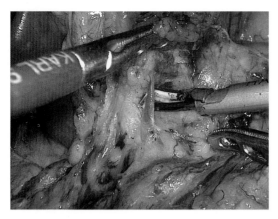

图 4-126 利用超声刀将血管完全游离

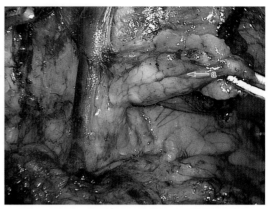

图 4-127 异型胰腺腺叶（a）

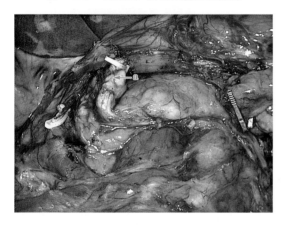

图 4-128 术中保留异型胰腺腺叶组织（a）

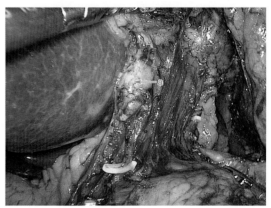

图 4-129 胃窦壁上的迷走胰腺组织（a）

（三）血管损伤的预防

肥胖患者应注意胃网膜右静脉周围有较多的脂肪组织包绕，且血管受牵拉后管腔变细，血流减少，不易辨认，在上血管夹时助手向上提拉的左手应适当放松，让静脉充盈以利于血管辨认和加强血管夹闭合效果。由于 No.6 淋巴结引流区位于胃网膜右动、静脉之间，动脉的离断平面位于胰头表面上方，而静脉的离断平面位于胰头表面下方，故两条血管要在不同平面分别离断，且应先结扎切断胃网膜右静脉，以免在分离时引起撕裂出血（图 4-130，图 4-131）。胃网膜右静脉的离断平面位于胰十二指肠上前静脉汇入点的上方，故在胰头表面分离胃网膜右静脉时，必须注意来自右后方的胰十二指肠上前静脉（图 4-132）。当胃网膜右静脉直接汇入肠系膜上静脉时，可于胰腺下缘水平将其离断（图 4-133）。当胃网膜右静脉、胰十二指肠上前静脉和右结肠静脉汇合在肠系膜上静脉右侧形成 Henle 干时，在胃网膜右静脉根部暴露不充分的情况下，注意勿将 Henle 干或胰十二指肠上前静脉结扎或离断（图 4-134，图 4-135）。胃网膜右静脉被离断后，助手将胃网膜右动脉向上提拉，此时胃十二指肠动脉及胰十二指肠上动脉也可能会随着胃网膜右动脉的牵拉而上提，主刀在结扎胃网膜右动脉根部时，应在胃十二指肠动脉发出胰十二指肠上动脉后将其离断，切勿结扎平面过低而导致胰十二指肠上前动脉被误扎而影响局部血供（图 4-136，图 4-137）。幽门下动脉常于胃网膜右动脉后方由胃十二指肠动脉发出，故在切断胃网膜右动脉后还需注意该动脉的存在，其较细且有分支，不易完全裸化，应先予以结扎后用超声刀的慢档离断（图4-138）。十二指肠后壁常有胃十二指肠动脉的分支发出供应十二指肠，在胰腺上缘淋巴结清扫完成前，这些分支显露张力不足容易损伤且不易止血，可待胰腺上缘淋巴结清扫后再处理。

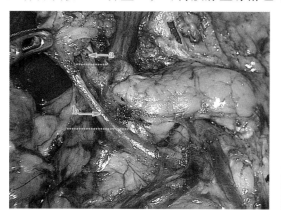

图4-130　胃网膜右动脉（a）
和胃网膜右静脉（b）于不同平面离断

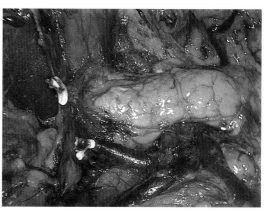

图4-131　胃网膜右动、静脉离断后

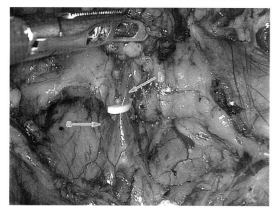

图4-132　胰十二指肠上静脉（a）
汇入点上方切断胃网膜右静脉（b）

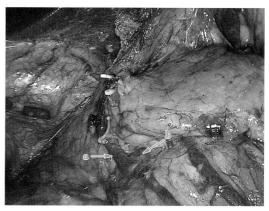

图4-133　胃网膜右静脉（a）
直接汇入肠系膜上静脉（b）

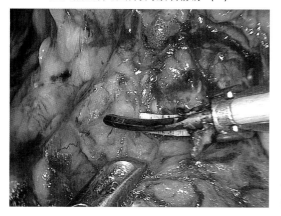

图4-134　胃网膜右静脉暴露不充分

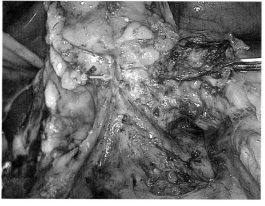

图4-135　胃网膜右静脉（a）显露后

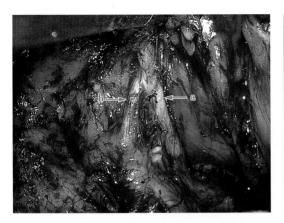

图4-136　胃十二指肠动脉（a）
及胰十二指肠上动脉（b）被上提成角

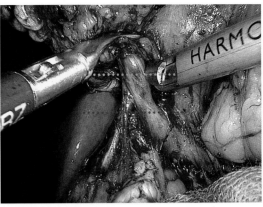

图4-137　应于绿色虚线处切断胃网膜右动脉

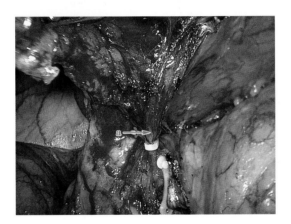

图4-138　结扎幽门下动脉（a）

# 参 考 文 献

1. Zhu HT，Zhao YL，Wu YF，et al. Features of metastasis in different lymph node groups and their significance in lymph node dissection in total gastrectomy for gastric cancer. Zhonghua Zhong Liu Za Zhi. 2008；30（11）：863-865.

2. Maruyama K，Gunven P，Okabayashi K，et al. Lymph node metastases of gastric cancer. General pattern in 1931 patients. Ann Surg. 1989；210（5）：596-602.

3. Liu J，Yang K，Chen X，et al. Primary Study on Metastatic Rate and Metastasis of Subpyloric Lymph Nodes in Gastric Cancer. Chin J Bases Clin General Surg. 2011：18（3）：295-299.

4. Han KB，Jang YJ，Kim JH，et al. Clinical significance of the pattern of lymph node metastasis depending on the location of gastric cancer. J Gastric Cancer. 2011；11（2）：86-93.

5. Methasate A，Trakarnsanga A，Akaraviputh T，et al. Lymph node metastasis in gastric cancer：result of D2 dissection. J Med Assoc Thai. 2010；93（3）：310-317.

6. Mao WZ，Chen JQ，Wang SB，et al. Regular pattern of lymph node metastasis in the lower third of gastric carcinoma and its clinical significance. Chin J Gastrointest Surg. 2002：5：24-27.

7. Xu Y，Sun Z，Wang ZN，Xu HM. Primary Study on Anatomical Extent of Lymph Node Metastases in Gastric Cancer and Its Significance in Surgical Treatment. Chin J Bases Clin General Surg. 2012；19；16-19.

8. Xu YY，Huang BJ，Sun Z，et al. Risk factors for lymph node metastasis and evaluation of reasonable surgery for early gastric cancer. World J Gastroenterol. 2007；13（38）：5133-5138.

9. Ishikawa S，Shimada S，Miyanari N，et al. Pattern of lymph node involvement in proximal gastric cancer. World J Surg. 2009；33（8）：1687-1692.

10. Nzengue JC，Zhan WH，Wang JP，et al. Metastasis rates of lymph nodes and distribution in advanced gastric cancer and its clinical significance. Zhonghua Wei Chang Wai Ke Za Zhi. 2006；9（6）：506-509.

11. Japanese Gastric Cancer Association. Japanese gastric cancer treatment guidelines 2010（ver.3）. Gastric Cancer. 2011；14；113-123.

12. Masuda TA，Sakaguchi Y，Toh Y，et al. Clinical characteristics of gastric cancer with metastasis to the lymph node along the superior mesenteric vein（14v）. Dig Surg. 2008；25（5）：351-358.

13. Wu LL，Liang H，Wang XN，et al. Clinical characteristics of 103 lymph node metastasis in advanced proximal gastric cancer. Zhonghua Wei Chang Wai Ke Za Zhi. 2010；13（8）：590-593.

14. An JY，Pak KH，Inaba K，et al. Relevance of lymph node metastasis along the superior mesenteric vein in gastric cancer. Br J Surg. 2011；98（5）：667-672.

15. Xu KF，Zhou YB，Li Y，et al. Study on metastasis and micrometastasis in No. 14v lymph nodes of patients with lower third gastric cancer. Zhonghua Wei Chang Wai Ke Za Zhi. 2011；14（2）：125-127.

16. Liang YX，Liang H，Ding XW，et al. Significance of No. 14v lymph node dissection for advanced gastric cancer undergoing D2 lymphadenectomy. Zhonghua Wei Chang Wai Ke Za Zhi. 2013；16（7）：632-636.

# 第五章

# 腹腔镜胃癌胰腺上缘区域淋巴结清扫

## 第一节　腹腔镜胃癌胰腺上缘区域淋巴结清扫概述

　　胰腺上缘区域的淋巴结都沿着腹腔动脉系统分布，主要包括胃左血管周围淋巴结群包括 No.7、No.8a、No.9、No.11p 淋巴结和胃右血管根部淋巴结群包括 No.5、No.12a 淋巴结（图 5-1）。胃癌淋巴结的转移常出现在胰腺上缘的区域，完整地切除该区域的淋巴结对于胃癌根治术至关重要[1]，也是腹腔镜胃癌淋巴结清扫术的关键步骤[2]。

　　No.7 淋巴结的转移率约为 19.0%～35.0%[1,3-7]，出现 No.7 淋巴结转移的 5 年生存率仅为 19.0%[3]。肿瘤部位不同，其转移率也略有差异，胃上部癌 No.7 淋巴结的转移率约为 19.0%～33.0%[3-5]，胃中、下部癌的 No.7 淋巴结转移率分别为 7.4%～22.0% 和 3.1%～23.0%[3,8]。另外，即使在早期胃癌中，胃中、下部癌的 No.7 淋巴结转移率也可达 2.5% 和 0.8%[9]。第 3 版日本胃癌治疗指南将 No.7 淋巴结列在 D1 清扫范围内[10]。故 No.7 淋巴结应予以常规清扫。

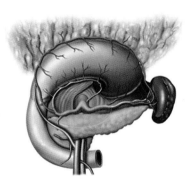

**图 5-1　胰腺上缘区域**

　　No.8、No.9 与 No.7 淋巴结之间并无严格意义的界限。文献报道，No.8a 淋巴结的转移率约为 9.7%～36.0%[5,6,11]，No.9 淋巴结的转移率约为 4.9%～24.0%[4-7,11]，其发生转移的 5 年生存率均为 16.0%[3]。这两组淋巴结转移情况同样受肿瘤部位、T 分期等因素的影响。胃上部癌中，No.8 和 No.9 淋巴结的转移率分别为 7.0%～16.7% 和 4.2%～13.0%[3,8]，而在进展期胃上部癌中 No.8 淋巴结转移率最高，可达到 68.0%[12]。胃中部癌中，No.8 和 No.9 淋巴结的转移率约为 2.4%～11.0% 和 2.2%～8.0%[3,8]，即使在早期胃中部癌，No.8 和 No.9 淋巴结的转移率也均可达到 1.3%[9]。胃下部癌中，No.8 淋巴结转移率达到 4.1%～13.4%[8,13]，No.9 淋巴结转移率也有 13.0%[3]，在早期远端胃癌中 No.8 淋巴结也有 1.6% 的患者出现了转移[9]。在第 3 版日本胃癌治疗指南中，无论是何种方式的胃切除，

No. 8a、No. 9 淋巴结都是 D1 + 或者 D2 淋巴结清扫的范围[10]。故对于 No. 8、No. 9 淋巴结的清扫应予以充分的重视。

No. 11 淋巴结阳性率也较高，约为 12.0% ~ 13.7%[3,4]，转移后的 5 年生存率约为 6.0%[3]。在进展期胃上部癌中，No. 11 淋巴结转移率可达到 15.5%[5]。No. 11 淋巴结可进一步分为 11p 组与 11d 组（近、远侧脾动脉干旁淋巴结）。No. 11p 淋巴结为脾动脉干近侧端淋巴结，其转移率较高，在胃中部癌中可达到 20.0%[1]，在早期胃中、下部癌中，No. 11p 淋巴结转移率也有 2.0% 和 0.8%[9]。因此，规约中 No. 11p 淋巴结同样是 D2 淋巴结清扫的范围，应注意清扫。

出现 No. 5 淋巴结转移患者的 5 年生存率约为 17.0%[3]。在胃中、下部癌中，No. 5 淋巴结转移率约为 16.6% ~ 36.0%[4,6,11,14]。临床上对于胃中、下部癌彻底清扫 No. 5 淋巴结不存在异议。早期胃上部癌中发现 No. 5 淋巴结转移的报道较少[15,16]，而进展期胃上部癌 No. 5 淋巴结的转移率约为 6.8% ~ 9.0%[5,17]，因此，除早期近端胃癌外，均应常规清扫 No. 5 淋巴结。而 No. 12a 淋巴结在第 3 版日本胃癌治疗指南仍然被视为远端胃或全胃 D2 根治术的区域淋巴结清扫范围[10]，文献报道 No. 12a 淋巴结转移率约为 2.9% ~ 22.0%[3,5-7,11]，其转移后的 5 年生存率约为 9.0%[3]。故在行远端胃或全胃切除时应注意 No. 12a 淋巴结的清扫。

总而言之，根据第 3 版日本胃癌治疗指南[10]，无论是 D1 + 或者 D2 淋巴结清扫，沿腹腔动脉系统分布的胰腺上缘区域的淋巴结都是清扫的核心所在。其与胃癌转移密切相关，也是淋巴结清扫的关键技术部位，是胃癌根治淋巴结清扫的重点与难点。

## 第二节　腹腔镜胃癌胰腺上缘区域淋巴结清扫相关解剖

胃的动脉多数由腹腔动脉干分出胃左动脉、肝总动脉及脾动脉，再由这三支动脉分出供应胃大、小弯的血液。而胃的输出淋巴管，大部分沿着这些动脉及其分支逆血流方向，向动脉根部集聚，在其走行沿途的动脉血管旁分布着许多淋巴结。因此，沿腹腔动脉系统分布的胰腺上缘区域淋巴结与胃癌转移密切相关。

### 一、与胰腺上缘区域淋巴结清扫相关筋膜间隙

#### （一）胰腺前后筋膜及其间隙

胰腺筋膜分别包绕胰腺的前、后方形成胰腺前筋膜和胰腺后筋膜。胰腺前、后筋膜之间为胰腺筋膜间隙（图 5-2，图 5-3），包绕胰腺腺体和分布于胰腺的血管及其分支。胰腺前筋膜向右侧一直延续至胰头，在结肠右曲与横结肠系膜、升结肠系膜相连，向下和胰腺后筋膜融合后与横结肠系膜前叶相延续，形成网膜囊的后壁的下部，向左经胰尾前面与上方的胃脾韧带以及侧面的脾肾韧带相延续。胰前间隙则是位于胰腺前筋膜与胰腺固有筋膜之间的间隙，故沿着胰前间隙可完整剥除胰腺被膜。

胰腺后筋膜为胃背系膜后层的后叶在腹后壁延续而成。胰腺后筋膜在向下包绕胰

腺后方，并继续下行与胰腺前筋膜融合。胰腺后筋膜与胰腺固有筋膜间的间隙称为胰后间隙。胰腺上缘的胰后间隙内容纳腹腔干三大分支及其与之伴行的淋巴管和淋巴结。

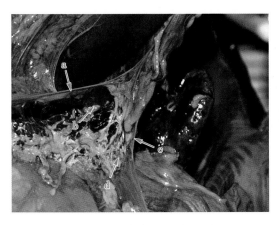

图 5-2　胰腺前筋膜（a）、胰前间隙（b）、胰腺后筋膜（c）和胰后间隙（d）（解剖图）

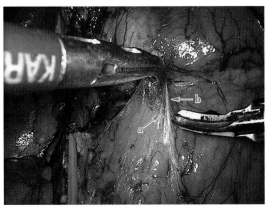

图 5-3　胰前间隙（a）、胰腺前筋膜（b）

**（二）胃胰皱襞和肝胰皱襞**

在胰腺前上方，网膜囊后面的腹膜覆盖腹后壁、胰头小部分、全部胰颈和胰体、左肾前面的一部分，左肾上腺大部、腹主动脉起始部、腹腔干和膈肌一部分。其中由胰腺体部上缘的中央走向胃小弯侧后壁形成胃胰皱襞；走行在胰腺上缘与肝十二指肠韧带后面左侧缘相连续形成肝胰皱襞（图 5-4～图 5-6），两者共同构成网膜囊峡部，把网膜囊分为右侧的小网膜囊和左侧的大网膜囊。胃胰皱襞是胃左血管、迷走神经及淋巴管穿通小网膜囊（后壁、前壁），进入胃小弯系膜的通道。肝胰皱襞是肝总动脉、冠状静脉、迷走神经及淋巴管穿通小网膜囊的通道，该皱襞一直延续到腹腔动脉干的肝总动脉与脾动脉的分叉处。

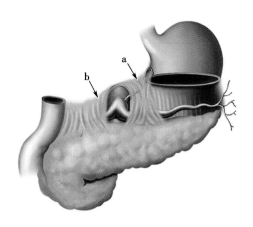

图 5-4　胃胰皱襞（a）与肝胰皱襞（b）

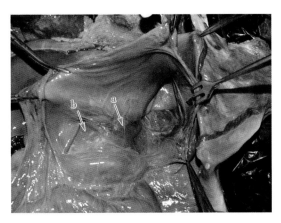

图 5-5　胃胰皱襞（a）与肝胰皱襞（b）（解剖图）

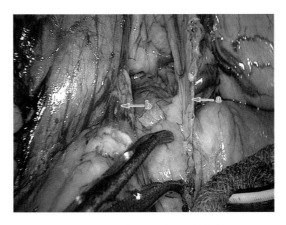

图 5-6 胃胰皱襞（a）与肝胰皱襞（b）

### （三）肝十二指肠韧带

肝十二指肠韧带：由覆盖于肝门与胃小弯下部前、后壁和十二指肠上缘的两层被膜形成，连接肝与十二指肠上段，是小网膜的组成部分。其右缘为游离缘，位于网膜孔前方，向左延续为肝胃韧带。在肝十二指肠韧带内，包裹着肝蒂（胆总管、肝动脉、门静脉），No. 12 淋巴结就在其内，与肝镰状韧带相通（图 5-7，图 5-8）。

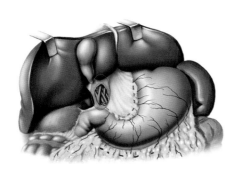

图 5-7 肝十二指肠韧带

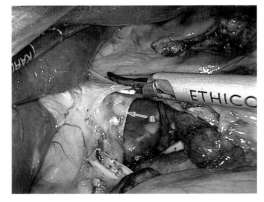

图 5-8 肝十二指肠韧带（a）

### （四）胃后间隙

胃后间隙是胰腺上缘壁腹膜与腹后壁间潜在充满疏松结缔组织的间隙，该间隙内有 No. 9 淋巴结及腹腔干穿行（图 5-9）。

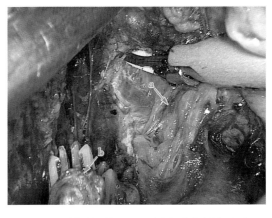

图 5-9 胃后间隙（a），胃左动脉断端（b）

## 二、与胰腺上缘区域淋巴结清扫相关动脉解剖

### （一）腹腔动脉

也称腹腔干，是腹主动脉发出的第一条不成对脏支。它平第 12 胸椎（膈主动脉裂孔稍下方）发自腹主动脉前壁，长度仅约 1~2cm。胃的动脉起源于腹腔动脉，由此分出胃左动脉、肝总动脉及脾动脉（图 5-10~图 5-12）。

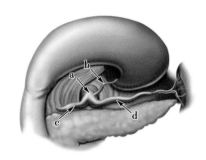

图 5-10　腹腔动脉（a）发出胃左动脉（b）、肝总动脉（c）和脾动脉（d）

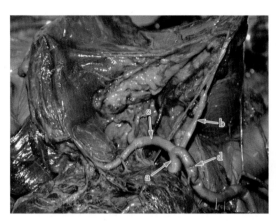

图 5-11　腹腔动脉（a）发出胃左动脉（b）、肝总动脉（c）和脾动脉（d）（解剖图）

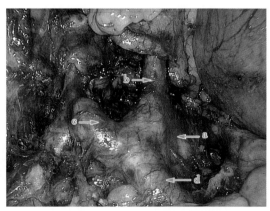

图 5-12　腹腔动脉（a）发出胃左动脉（b）、肝总动脉（c）和脾动脉（d）

根据 Adachi 对 252 例的统计[18]，腹腔动脉的分支型变异分为 6 型：

1. I 型（222 例，88.1%）　腹腔动脉发出胃左动脉、肝总动脉、脾动脉 3 个主要动脉分支，此类型又称为标准类型（图 5-13，图 5-14）。

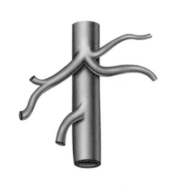

图 5-13　I 型

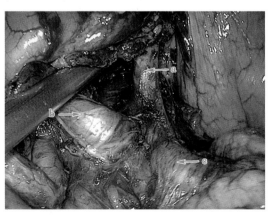

图 5-14　I 型，胃左动脉（a）、肝总动脉（b）、脾动脉（c）

2. Ⅱ型（16例，6.3%） 胃左动脉起源于腹主动脉，腹腔动脉发出肝总动脉和脾动脉（图5-15～图5-17）。

3. Ⅲ型（3例，1.2%） 胃左动脉起源于腹主动脉，腹腔动脉发出肝总动脉、脾动脉和肠系膜上动脉（图5-18）。

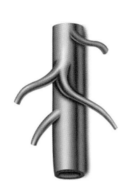

图5-15 Ⅱ型

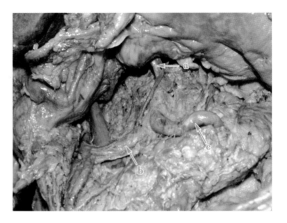

图5-16 Ⅱ型，胃左动脉（a）、肝总动脉（b）和脾动脉（c）（解剖图）

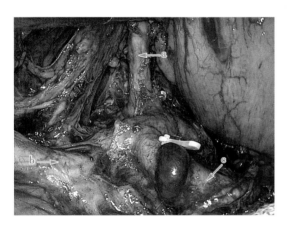

图5-17 Ⅱ型，胃左动脉（a）、肝总动脉（b）和脾动脉（c）

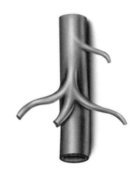

图5-18 Ⅲ型

4. Ⅳ型（6例，2.4%） 腹腔动脉发出胃左动脉、肝总动脉、脾动脉和肠系膜上动脉（图5-19）。

5. Ⅴ型（1例，0.4%） 胃左动脉、脾动脉共同起源于腹主动脉，肝总动脉、肠系膜上动脉起源于腹腔动脉（图5-20，图5-21）。

6. Ⅵ型（5例，2.0%） 胃左动脉、脾动脉共同起源于腹主动脉，而肝总动脉缺如，由肠系膜上动脉发出的分支代替肝总动脉或腹主动脉直接发出分支代替肝总动脉等（详见本章节肝总动脉解剖部分）（图5-22，图5-23）。

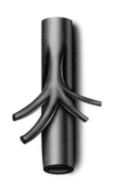

图 5-19　Ⅳ型

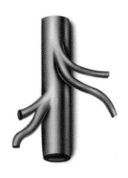

图 5-20　Ⅴ型

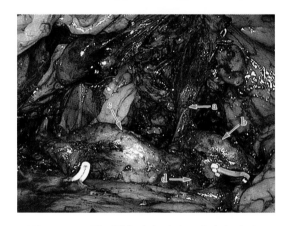

图 5-21　Ⅴ型，胃左动脉（a）、脾动脉（b）、
肝总动脉（c）、肠系膜上动脉（d）

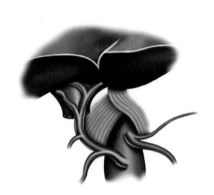

图 5-22　Ⅵ型

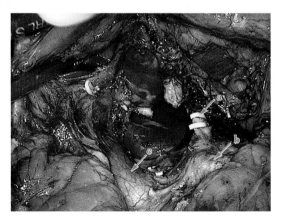

图 5-23　Ⅵ型，胃左动脉断端（a）、脾动脉（b）、门静脉（c）

**（二）胃左动脉**

大多起源于腹腔干，仅有 2.5% ~ 7.5% 从腹主动脉直接分出（此时其走行不在原来位置，而是起于腹腔干的上方靠右后侧）。胃左动脉从腹腔干发出后紧贴腹后壁，经网膜囊腹膜壁层的深面行向左上方，至胃贲门后方沿小弯急转向左，走行于小网膜两层之间，与胃右动脉吻合（图 5-24）。约有 1.0% ~ 23.0% 的左肝动脉或肝固有动脉发出副胃左动

脉（图 5-25～图 5-27），也经小网膜支配胃小弯。此外，副肝左动脉起源于胃左动脉，胃左动脉一般在其转折部或近小弯侧最高点发出副肝左动脉，副肝左动脉在肝外的行程较短，其在肝胃韧带内呈直线或弧形向右上方或右方走行，至尾状叶左侧的肝左纵沟而入肝，然后发出分支转向左行，供应肝左外叶，其管径相当于 2、3 级肝动脉。

文献报道副肝左动脉发生率约为 5.0%～15.0%，笔者对 1173 例行胃癌根治术患者中发现副肝左动脉 135 例，其发生率为 11.5%[19]（图 5-28，图 5-29）。

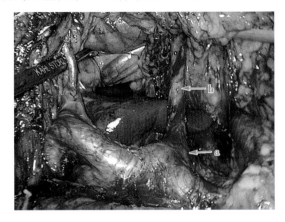

图 5-24　腹腔动脉（a）发出胃左动脉（b）

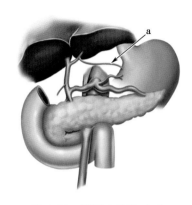

图 5-25　副胃左动脉（a）

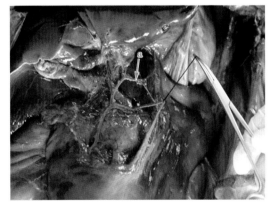

图 5-26　左肝动脉发出副胃左动脉（a）（解剖图）

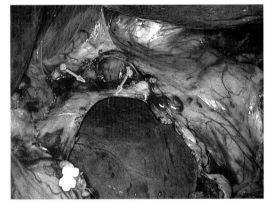

图 5-27　左肝动脉（a）发出副胃左动脉（b）

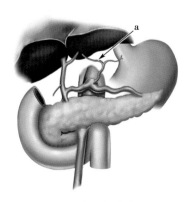

图 5-28　副肝左动脉（a）

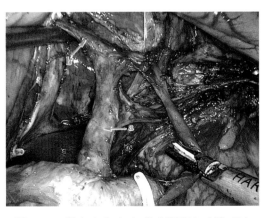

图 5-29　胃左动脉（a）发出副肝左动脉（b）

### （三）肝总动脉

自腹腔动脉发出后，沿胰头上缘行向右前方，进入肝十二指肠韧带，在十二指肠上方分为胃十二指肠动脉和肝固有动脉（图 5-30，图 5-31）。

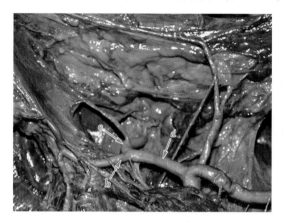

图 5-30 肝总动脉（a）发出胃十二指肠动脉（b）和肝固有动脉（c）（解剖图）

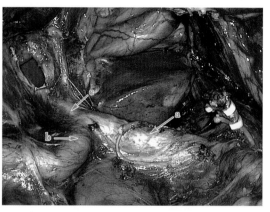

图 5-31 肝总动脉（a）发出胃十二指肠动脉（b）和肝固有动脉（c）

肝总动脉变异较少，偶有肝总动脉缺如（约 1.4%~6.5%），根据《格氏解剖学》[20]，肝总动脉缺如可定义为缺乏直接起源于腹腔干的肝总动脉，笔者中心基于对 2170 例胃癌患者的统计，共发现 38 例肝总动脉缺如，发生率为 1.8%。根据替代性肝动脉的解剖，将肝总动脉缺如分为 6 型：

Ⅰ型：替代性肝总动脉起源于肠系膜上动脉，走行于胰腺后方，共 28 例，发生率为 1.3%。该替代性肝总动脉在十二指肠后方发出胃十二指肠动脉，远端延续为替代性肝固有动脉（图 5-32~图 5-35）。

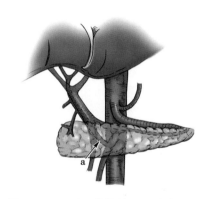

图 5-32 Ⅰ型，替代性肝总动脉（a）

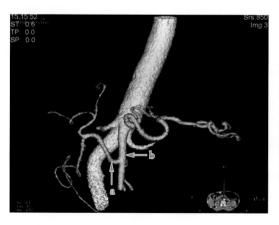

图 5-33 Ⅰ型，替代性肝总动脉（a）起源于肠系膜上动脉（b）

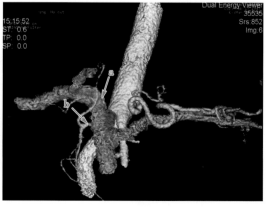

图 5-34 Ⅰ型，门静脉（a）位于替代性肝总动脉（b）前方

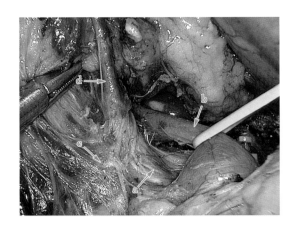

图 5-35　Ⅰ型，替代性肝总动脉（a）走行于门静脉（b）后方并发出胃
十二指肠动脉（c）和替代性肝固有动脉（d）

Ⅱ型：替代性肝总动脉起源于肠系膜上动脉，绕行于胰头前方，共 1 例，发生率为 0.05%。该替代性肝总动脉呈"U 形"包绕胰头，至胰腺上缘与十二指肠内侧壁交界处分出替代性肝固有动脉、胃网膜右动脉、胰十二指肠上动脉（图 5-36～图 5-40）。

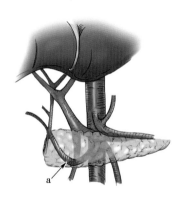

图 5-36　Ⅱ型，替代性肝
总动脉（a）

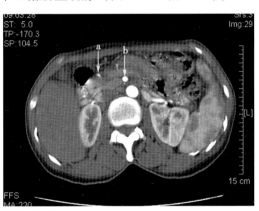

图 5-37　Ⅱ型，替代性肝总动脉（a）
起源于肠系膜上动脉（b）

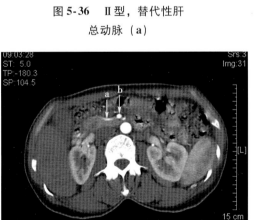

图 5-38　Ⅱ型，替代性肝总动脉（a）
起源于肠系膜上动脉（b）

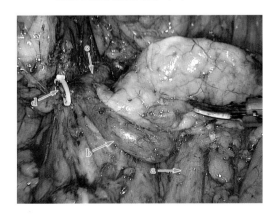

图 5-39　Ⅱ型，肠系膜上动脉（a），替代性肝总动
脉（b），替代性肝固有动脉（c），胃网膜右动脉（d）

65

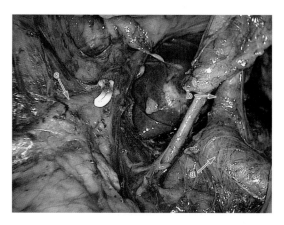

图 5-40 Ⅱ型，脾动脉（a），胃左动脉（b），替代性肝固有动脉（c）

　　Ⅲ型：替代性肝总动脉起源于腹主动脉，共 1 例（0.05%）。该替代性肝总动脉走行于门静脉前方，在十二指肠后方分为替代性肝固有动脉及胃十二指肠动脉（图 5-41 ~ 图 5-44）。

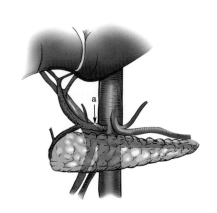

图 5-41 Ⅲ型，替代性肝总动脉（a）

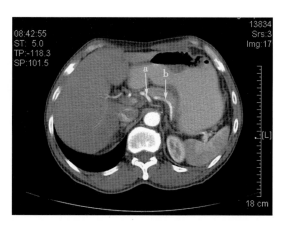

图5-42 Ⅲ型，替代性肝总动脉（a），脾动脉（b）

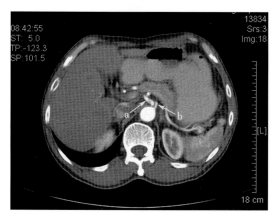

图 5-43 Ⅲ型，替代性肝总动脉（a），
脾动脉（b）

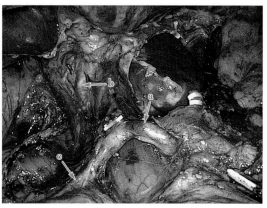

图 5-44 Ⅲ型，替代性肝总动脉（a）分为
替代性肝固有动脉（b）和胃十二指肠动脉（c）

Ⅳ型：替代性肝左动脉起源于胃左动脉，替代性肝右动脉起源于肠系膜上动脉，共 5 例，发生率为 0.2%。该替代性肝左动脉走行小网膜内；而替代性肝右动脉走行于胰腺后方，至胰腺上缘水平发出胃十二指肠动脉（图 5-45 ~ 图 5-48）。

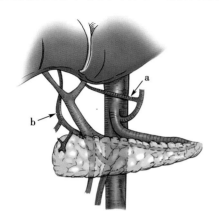

图 5-45　Ⅳ型，替代性肝左动脉（a），
替代性肝右动脉（b）

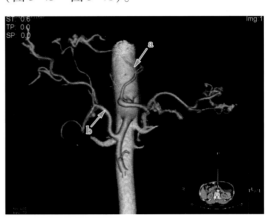

图 5-46　Ⅳ型，替代性肝左动脉（a），
替代性肝右动脉（b）

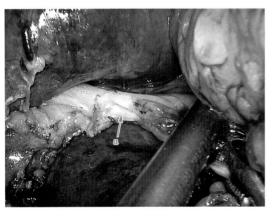

图 5-47　Ⅳ型，替代性肝左动脉（a）

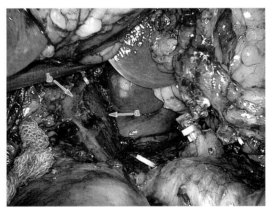

图 5-48　Ⅳ型，门静脉（a），
替代性肝右动脉（b）

　　Ⅴ型：替代性肝左动脉起源于胃左动脉、替代性肝右动脉起源于腹腔干，共 2 例，发生率为 0.09%。该替代性肝左动脉走行于小网膜内；而替代性肝右动脉走行于门静脉后方；变异的胃十二指肠动脉由腹腔干发出（图 5-49 ~ 图 5-51）。

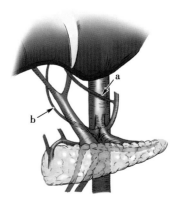

图 5-49　Ⅴ型，替代性肝左动脉（a），
替代性肝右动脉（b）

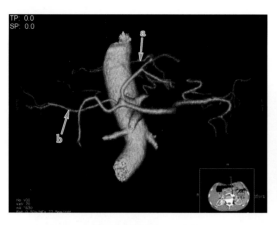

图 5-50　V 型，替代性肝左动脉（a），
替代性肝右动脉（b）

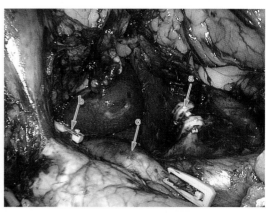

图 5-51　V 型，胃左动脉（a），
胃右动脉（b），门静脉（c）

Ⅵ型：替代性肝左动脉起源于变异的胃十二指肠动脉，替代性肝右动脉起源于肠系膜上动脉，共 1 例，发生率为 0.05%。在该型中，变异的胃十二指肠起源于腹腔干并发出替代性肝左动脉供应左半肝；而替代性肝右动脉于胰腺后方起源于肠系膜上动脉，走行于门静脉后方，进入右半肝（图 5-52～图 5-54）。

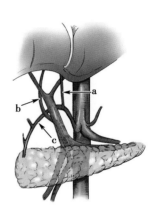

图 5-52　Ⅵ型，替代性肝左动脉（a），
替代性肝右动脉（b），变异的胃十二
指肠动脉（c）

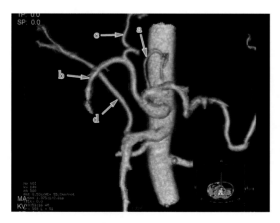

图 5-53　Ⅵ型，胃左动脉（a），变异的胃十二
指肠动脉（b），替代性肝左动脉（c），替代性肝右
动脉（d）

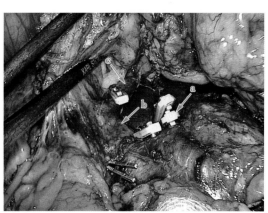

图 5-54　Ⅵ型，胃左动脉（a），变异的胃
十二指肠动脉（b），替代性肝左动脉（c）

### （四）胃十二指肠动脉

由肝总动脉发出，经十二指肠上部的后壁，至幽门下缘分为胃网膜右动脉和胰十二指肠上动脉（图5-55，图5-56）。

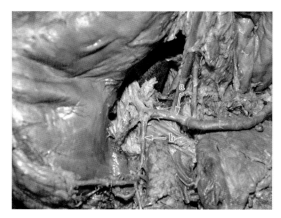

图5-55　肝总动脉（a）发出胃十二指肠动脉（b）（解剖图）

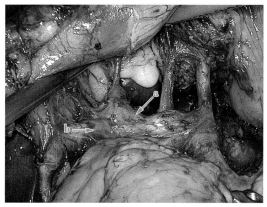

图5-56　肝总动脉（a）发出胃十二指肠动脉（b）

### （五）肝固有动脉

为肝总动脉的直接延续，在肝十二指肠内向右上方。在肝十二指肠韧带内，肝固有动脉位于胆总管左侧、肝门静脉左前方上行，至肝门附近分为左肝动脉及右肝动脉入肝。在上行途中发细小分支至胆总管中部。肝固有动脉与肝总动脉的分界点一般认为是从胃十二指肠动脉分支点，即所谓T形部交角处近心端为肝总动脉，远心端为肝固有动脉（图5-57，图5-58）。

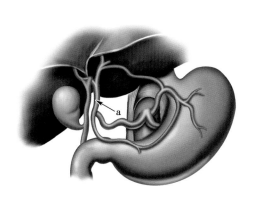

图5-57　肝固有动脉（a）走行示意图

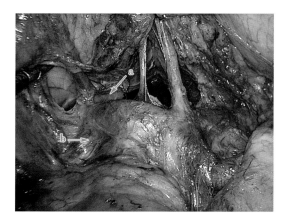

图5-58　肝固有动脉（a）以胃十二指肠动脉（b）起始部为起点

### （六）胃右动脉

多数于十二指肠上部上方处起于肝固有动脉，起始后在小网膜（肝十二指肠韧带）两层间上行，至胃幽门端，从右向左沿胃小弯走行，与胃左动脉吻合，沿途分支至胃前、后壁（图5-59，图5-60）。

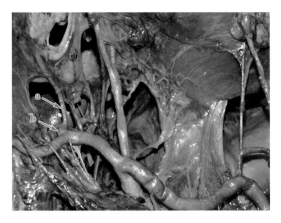

图 5-59　胃右动脉（a）起自肝
固有动脉（b）（解剖图）

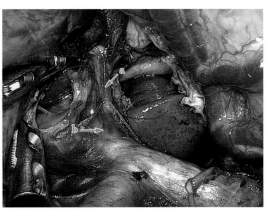

图 5-60　胃右动脉（a）起
自肝固有动脉（b）

　　胃右动脉发出的位置解剖上常常存在很大的变异，根据 Adachi[18] 191 例的研究报告：胃右动脉从肝固有动脉发出 93 例，占 48.7%（图 5-61，图 5-62）；从左肝动脉发出 38 例，占 19.9%（图 5-63，图 5-64）；从胃十二指肠动脉发出 28 例，占 14.7%（图 5-65，图 5-66）；从肝总动脉、肝固有动脉和胃十二指肠动脉三叉附近发出 17 例，占 8.9%（图 5-67，图 5-68）；从肝总动脉发出 3 例，占 1.6%（图 5-69，图 5-70）。

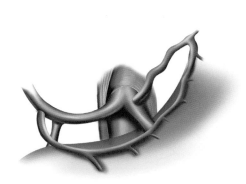

图 5-61　胃右动脉发自肝固有动脉

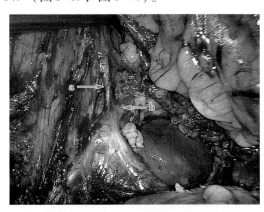

图 5-62　胃右动脉（a）发自肝固有动脉（b）

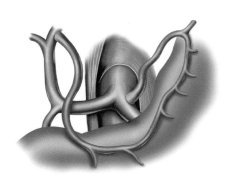

图 5-63　胃右动脉发自左肝动脉

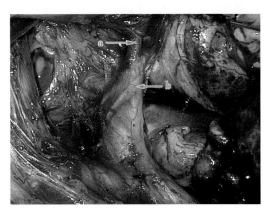

图 5-64　胃右动脉（a）发自左肝动脉（b）

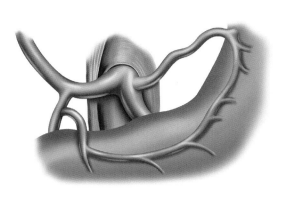

图 5-65　胃右动脉发自胃十二指肠动脉

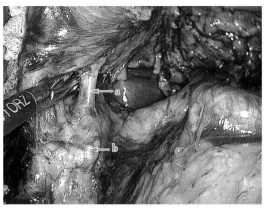

图 5-66　胃右动脉（a）发自胃十二指肠动脉（b）

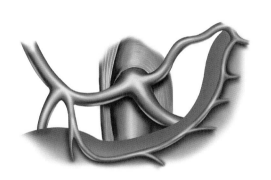

图 5-67　胃右动脉发自肝固有动脉和
胃十二指肠动脉分支附近

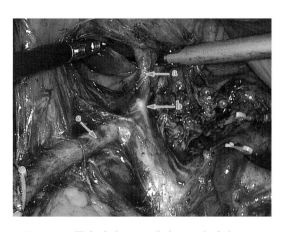

图 5-68　胃右动脉（a）发自肝固有动脉（b）
和胃十二指肠动脉（c）分支附近

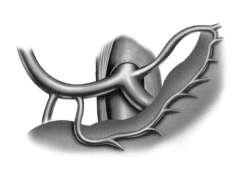

图 5-69　胃右动脉发自肝总动脉

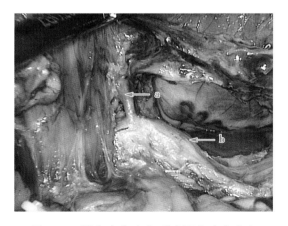

图 5-70　胃右动脉（a）发自肝总动脉（b）

**（七）脾动脉**

　　脾动脉发自腹腔干，沿胰腺上缘迂曲左行，沿途发出供应胰腺及胃壁血管，是脾脏的供血血管（详见本书第六章第二节）。

## 三、与胰腺上缘区域淋巴结清扫相关静脉解剖

### （一）胃左静脉

又名冠状静脉（gastric coronary vein），引流胃左动脉供血区域的静脉血。该静脉起始于胃前、后壁的小静脉支，沿胃小弯在小网膜的两层腹膜之间与胃左动脉伴行，收纳胃小弯前后壁、贲门部和食管下端的静脉血，及 1~2 支腹后壁间隙的小静脉血。冠状静脉上行至贲门部，接受食管下段的食管静脉，然后转向右。胃左静脉汇入点有三个位置，汇入门静脉者（约占 60.0%）；汇入脾静脉者（约占 30.0%）；汇入门脾角者（约占 10.0%）（图 5-71~图 5-75）。而胃左静脉的走行亦存在多种变异，据笔者单位[21]对 1325 例行腹腔镜胃癌根治术患者的研究显示，走行于肝总动脉或脾动脉前方的胃左静脉发生率约为56.1%；走行于肝总动脉后方约为 41.5%；约 1.6% 的胃左静脉不与同名动脉伴行于胃胰襞中，而是独立走行于肝胃韧带，于肝门部汇入门静脉，又称肝内型胃左静脉（图 5-76，图 5-77）；约 0.5% 的患者胃左静脉缺如，胃右静脉代偿性增粗（图 5-78，图 5-79）；另外，笔者还首次报道了一种罕见解剖类型的冠状静脉[22]，即胃左静脉沿着胃胰皱襞逐渐下行，向左向下经脾动脉后方汇入脾静脉，在 2111 例行胃癌根治术患者中仅发现 6 例，其发生率为 0.3%。该解剖类型胃左静脉直径及长度分别为（5.10±0.40）mm 和（37.40±5.19）mm，汇入点与门脾角的距离为（13.05±0.86）mm。当胃左动静脉越靠近根部时，与胃左动脉的距离越大，其汇入点与胃左动脉根部的距离为（13.85±1.02）mm（图 5-80）。此外，亦发现有两支的胃左静脉（图 5-81）。

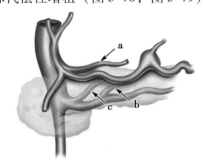

**图 5-71**　直接汇入门静脉干的冠状静脉（a），汇入脾静脉的冠状静脉（b），汇入脾门静脉交角处的冠状静脉（c）

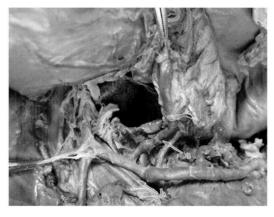

**图 5-72**　冠状静脉（a）汇入门静脉（b）（解剖图）

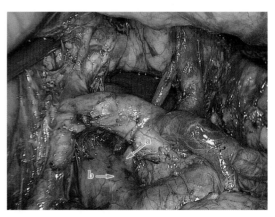

**图 5-73**　冠状静脉（a）汇入门静脉（b）

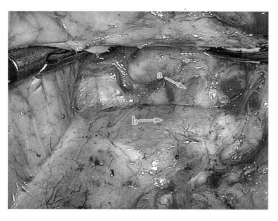

图5-74　冠状静脉（a）汇入脾静脉（b）

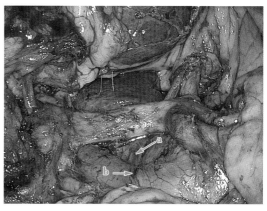

图5-75　冠状静脉（a）汇入脾门静脉交角处（b）

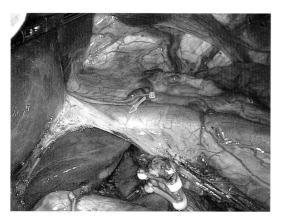

图5-76　肝内型冠状静脉（a）（前面观）

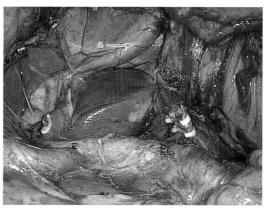

图5-77　肝内型冠状静脉（a）（后面观）

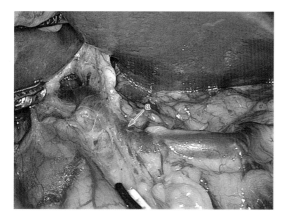

图5-78　冠状静脉缺如，胃右静脉（a）
代偿性增粗（前面观）

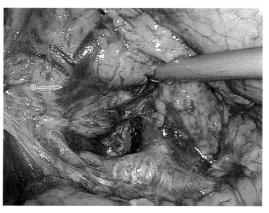

图5-79　冠状静脉缺如，胃右静脉（a）
代偿性增粗（后面观）

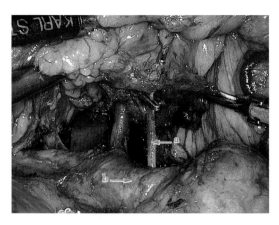
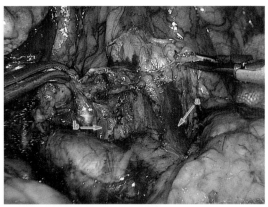

图 5-80 冠状静脉（a）走行于
脾动脉（b）后方

图 5-81 两支型冠状静脉（a、b）

**（二）脾静脉**

由脾门区的脾叶静脉汇合而成，在行程中还接收脾极静脉、胰静脉支、胃短静脉和胃网膜左静脉以及肠系膜下静脉等血液（详见本书第六章第二节）。

**（三）门静脉**

为一条短而粗的静脉干，长约 6~8cm，直径 1.4~1.8cm，在肝十二指肠韧带内，位于肝固有动脉和胆总管的后方，胰头与下腔静脉之间，由肠系膜上静脉和脾静脉汇合而成（约占 76.0%），也有少数（约 24.0%）由肠系膜下静脉参与组成门静脉。胃的静脉血主要经门静脉入肝，而门静脉是构成肝十二指肠韧带中管状系统的重要组成部分（图 5-82，图 5-83）。

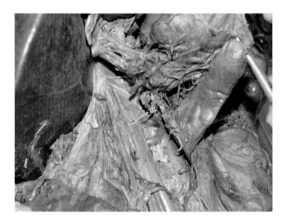
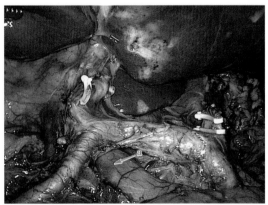

图 5-82 门静脉（a）（解剖图）

图 5-83 门静脉（a）构成肝十二指肠韧带中
管状系统的重要组成部分

**（四）胃右静脉**

胃右静脉较小（管径 1.0~4.5mm，平均 2.18mm）常有 2~3 支，左支在小网膜内沿胃小弯从左向右，收集胃前、后壁静脉小支，其中一支垂直行于幽门前方浆膜下，称幽门前静脉（图 5-84），是手术时定位幽门之标志。胃右静脉在小网膜内继续向右，而后注入门静脉，一般约在十二指肠球部上缘后方注入门静脉，但也可向上进入肝十二指肠韧带内而后注入门静脉（图5-85）。

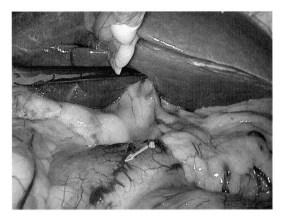

图5-84　幽门前静脉（a）

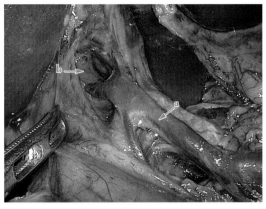

图5-85　胃右静脉（a）进入肝十二指肠韧带内后注入门静脉（b）

## 四、与胰腺上缘区域淋巴结清扫相关淋巴结解剖

### （一）No.9 淋巴结（腹腔动脉周围淋巴结）

1. No.9 淋巴结定义　No.9 淋巴结位于胃左动脉、肝总动脉和脾动脉根部，紧靠腹腔动脉的周围淋巴结（图5-86，图5-87）。

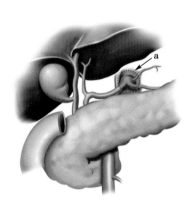

图5-86　No.9 淋巴结（a）

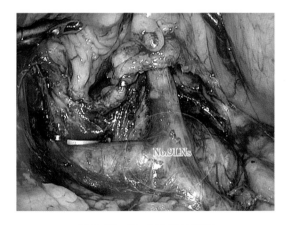

图5-87　No.9 淋巴结范围

2. No.9 淋巴结转移病例（图5-88～图5-90）

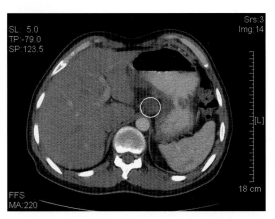

图 5-88　No. 9 淋巴结转移术前 CT 所见

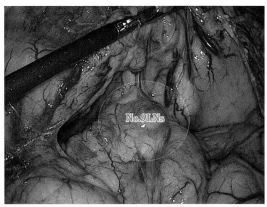

图 5-89　No. 9 淋巴结（清扫前）

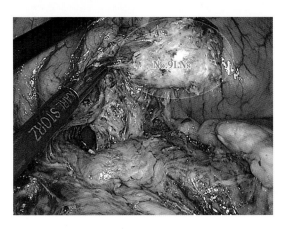

图 5-90　No. 9 淋巴结（清扫后）

**（二）No. 7 淋巴结**（胃左动脉干淋巴结）

1. No. 7 淋巴结定义　No. 7 淋巴结分布于胃胰皱襞间的胃左动、静脉周围，其范围从胃左动脉根部至上行支的分歧部，位于小网膜以外的胃胰皱襞间（图 5-91，图 5-92）。

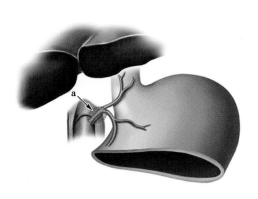

图 5-91　No. 7 淋巴结 （a）

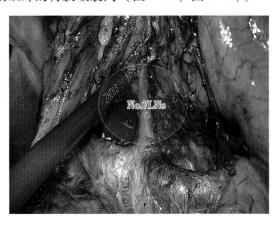

图 5-92　No. 7 淋巴结范围

2. No. 7 淋巴结转移病例（图 5-93 ~ 图 5-95）

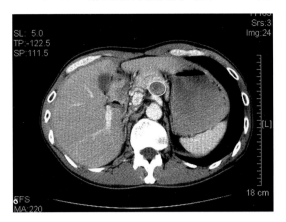

图 5-93 No. 7 淋巴结转移术前 CT 所见

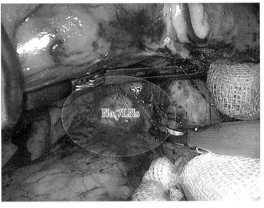

图 5-94 No. 7 淋巴结转移（清扫前）

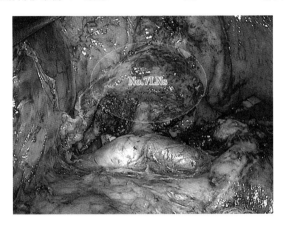

图 5-95 No. 7 淋巴结转移（清扫后）

（三）No. 8 淋巴结（肝总动脉干淋巴结）

1. No. 8 淋巴结定义 No. 8 淋巴结位于肝总动脉起始部至胃十二指肠动脉发出点的肝总动脉前上、后方。肝总动脉前上方淋巴结又称 No. 8a 淋巴结，肝总动脉后方淋巴结又称 No. 8p 淋巴结（图 5-96，图 5-97）。

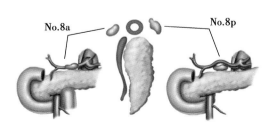

图 5-96 No. 8 淋巴结示意图

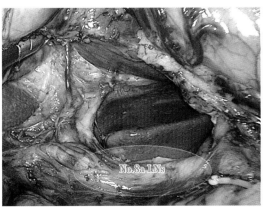

图 5-97 No. 8a 淋巴结范围

## 2. No. 8 淋巴结转移病例（图 5-98 ～图 5-102）

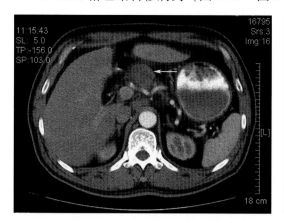

图 5-98　No. 8 淋巴结转移术前 CT 所见

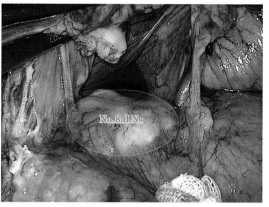

图 5-99　No. 8a 淋巴结转移（清扫前）

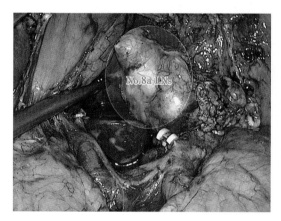

图 5-100　No. 8a 淋巴结转移（清扫后）

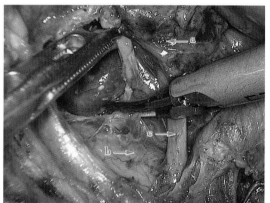

图 5-101　No. 8p 淋巴结（a）转移，门静脉（b）、冠状静脉（c）

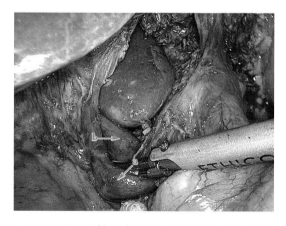

图 5-102　No. 8p 淋巴结转移清扫后，肝总动脉（a）、门静脉（b）

**（四）No. 12 淋巴结**（肝十二指肠韧带内淋巴结）

1. No. 12 淋巴结定义　　No. 12 淋巴结位于肝十二指肠韧带内，沿肝动脉、胆管、门静脉分布的淋巴结。参照胆管癌需要分为下列 5 个亚号（图 5-103，图 5-104）：

No. 12a（肝动脉旁淋巴结）：沿肝总动脉的淋巴结；

No. 12b（胆总管旁淋巴结）：沿胆总管的淋巴结；

No. 12p（门静脉后淋巴结）：沿门静脉的淋巴结；

No. 12h（肝门淋巴结）：肝门区的淋巴结；

No. 12c（胆囊管旁淋巴结）：沿胆囊管的淋巴结。

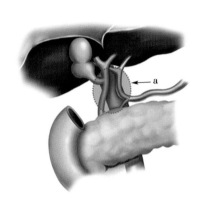

图 5-103　No. 12 淋巴结（a）示意图

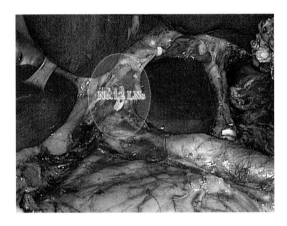

图 5-104　No. 12 淋巴结范围

2. No. 12 淋巴结转移病例（图 5-105～图 5-107）

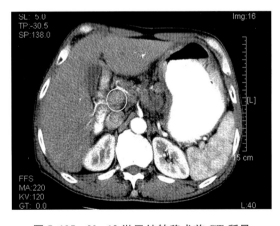

图 5-105　No. 12 淋巴结转移术前 CT 所见

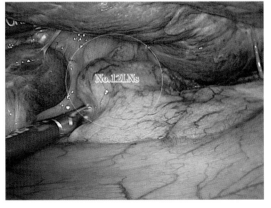

图 5-106　No. 12 淋巴结转移（清扫前）

**（五）No. 5 淋巴结**（幽门上淋巴结）

1. No. 5 淋巴结定义　　No. 5 淋巴结分布于沿胃右动脉（包括胃右动脉根部淋巴结）进入胃壁的第一支分布，位于肝十二指肠韧带内幽门上区的淋巴结。与 No. 12 淋巴结的分界是胃右动脉根部，以下淋巴结属 No. 12 淋巴结，以上淋巴结属 No. 5 淋巴结（图 5-108，图 5-109）。

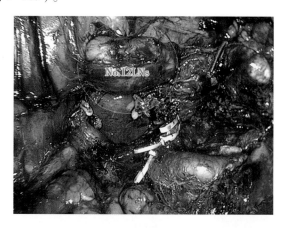

图 5-107　No. 12 淋巴结转移（清扫后）

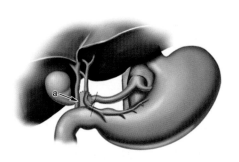

图 5-108　No. 5 淋巴结（a）示意图

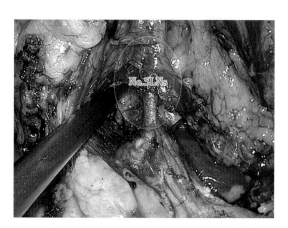

图 5-109　No. 5 淋巴结范围

2. No. 5 淋巴结转移病例（图 5-110 ~ 图 5-112）

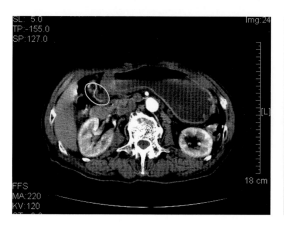

图 5-110　No. 5 淋巴结转移术前 CT 所见

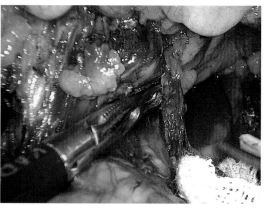

图 5-111　No. 5 淋巴结转移（清扫前）

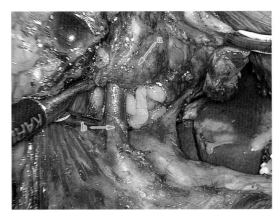

图 5-112　No.5 淋巴结（a）转移（清扫后），胃右动脉（b）

## （六）新辅助化疗前后胰腺上缘区域淋巴结所见

［病例一］（图 5-113～图 5-116）

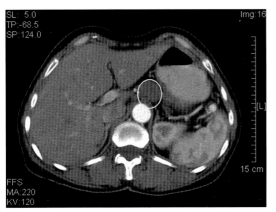

图 5-113　新辅助化疗前胰腺上
缘区域淋巴结 CT 显像

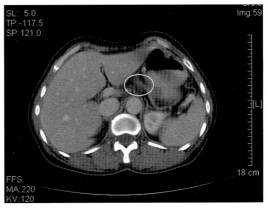

图 5-114　新辅助化疗后胰腺上
缘区域淋巴结 CT 显像

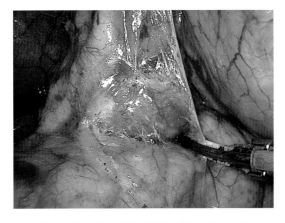

图 5-115　术中所见胰腺上缘区域淋巴结

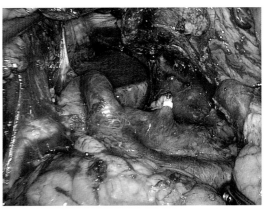

图 5-116　胰腺上缘区域淋巴结清扫后

［病例二］（图 5-117～图 5-120）

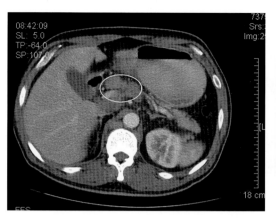

图 5-117 新辅助化疗前胰腺上
缘区域淋巴结 CT 显像

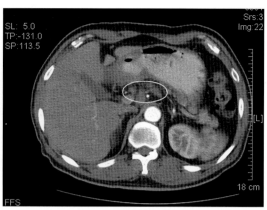

图 5-118 新辅助化疗后胰腺上
缘区域淋巴结 CT 显像

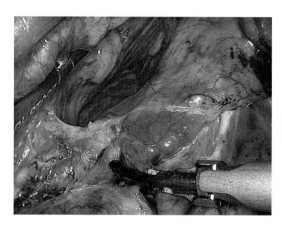

图 5-119 术中所见胰腺上缘区域淋巴结

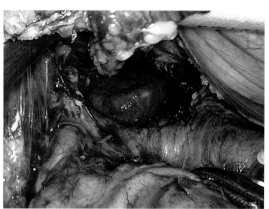

图 5-120 胰腺上缘区域淋巴结清扫后

## 第三节　腹腔镜胃癌胰腺上缘区域淋巴结清扫步骤

胰腺上缘区域需要清扫的淋巴结包括 No.5、7、8a、9、11p、12a 组。在该区域淋巴结清扫中，笔者并不先离断十二指肠，而是借助肝胃韧带挡住左肝外叶，从胃后方裸化血管和清扫脂肪淋巴组织，实现淋巴结的彻底清扫（图 5-121）。同时，笔者采取自左向右的顺序：No.11p→No.9→No.7→No.8a→No.5→No.12a 淋巴结。实际上前一组淋巴结的清扫亦为下一组清扫创造便利条件。

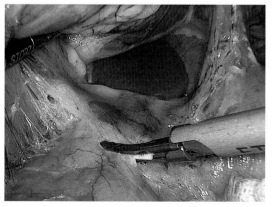

图 5-121 借助肝胃韧带挡住
左肝外叶，从胃后方清扫淋巴结

## 一、清扫 No. 7、8a、9、11p 淋巴结

### （一）手术入路

脾动脉起始段入路（图 5-122），主要是由于脾动脉起始段位置相对恒定，解剖变异少（图 5-123），且其与胰腺上缘的距离最近，剥离胰腺包膜后很容易显露脾动脉的起始段（图 5-124）。笔者以脾动脉的起始段作为解剖标志向右可进一步显露腹腔动脉、胃左动脉及动脉肝总动脉（图 5-125），且该入路手术操作空间大，血管分支少，出血风险小（图 5-126）。

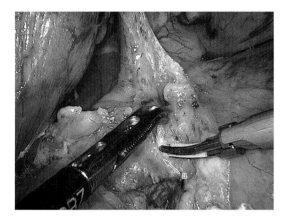

**图 5-122　脾动脉（a）起始段入路**

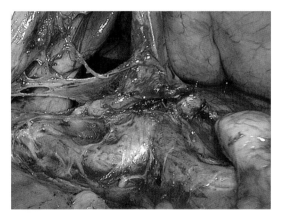

**图 5-123　脾动脉起始段位置恒定，解剖变异少**

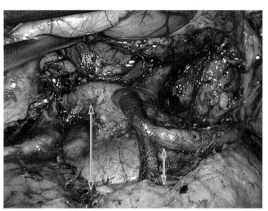

**图 5-124　脾动脉起始段紧贴胰腺上缘，距离最短，易于显露**

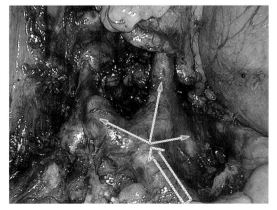

**图 5-125　从脾动脉根部向右找寻腹腔动脉、胃左动脉及肝总动脉**

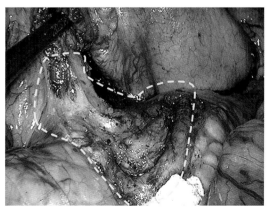

**图 5-126　脾动脉干近端附近血管分支少，出血风险小**

## （二）暴露方式

助手将离断的大网膜置于左上腹和胃体前壁及左肝下缘之间，并向头侧翻转胃体大弯侧。然后左手抓钳钳夹胃胰襞约中上 1/3 交界处并保持向上提拉（图 5-127），右手抓钳向外侧推开十二指肠球部后壁，主刀左手钳夹一块小纱布将胰腺体部表面最高处向下轻轻按压，使胃胰襞张紧，展开胰腺上缘便于该区域的淋巴结清扫。在清扫过程中，助手右手可持抓钳或吸引器，并采用提、顶、含、推、拨以及挑等方式灵活地协助主刀进一步分离显露操作术野。

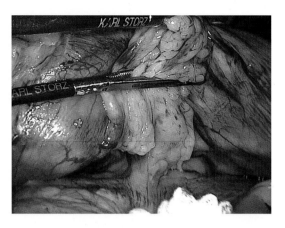

图 5-127　左侧抓钳提拉胃胰襞约中上 1/3 交界处

## （三）手术步骤

超声刀紧贴胰腺表面细致地剥离胰腺被膜直至胰腺上缘水平，打开胃胰襞进入胰后间隙（图 5-128），并向右侧打开肝胰皱襞。随后，助手右手于胃胰襞的左侧提起已分离的胰腺被膜组织，超声刀进一步分离首先显露脾动脉起始段（图 5-129，图 5-130）。随后，助手提起脾动脉起始部表面已分离的脂肪结缔组织，超声刀非功能面紧贴脾动脉沿其表面的解剖间隙向右分离至其根部，此时可显露肝总动脉的起始部（图 5-131）。大致了解脾动脉在胰体上缘的走行以后，助手右手继续提起脾动脉表面的脂肪淋巴组织，超声刀沿脾动脉走行方向紧贴脾动脉细致地解剖分离脾动脉（图 5-132），直至胃后动脉分支附近，整块清除脾动脉干近端周围的脂肪淋巴组织，完成 No. 11p 淋巴结清扫（图 5-133）。

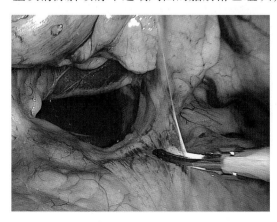

图 5-128　自胃胰襞左侧分离进入胰后间隙

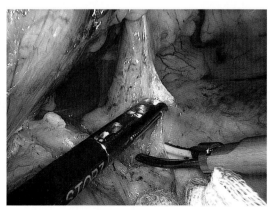

图 5-129　于胃胰襞左侧胰后间隙找寻脾动脉起始部

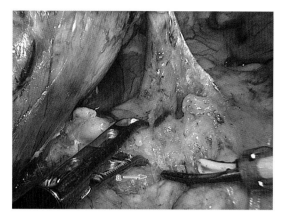

图 5-130　显露脾动脉起始段（a）

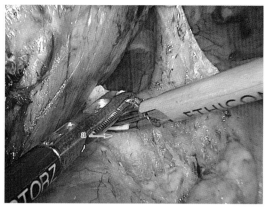

图 5-131　往脾动脉根部分离显露肝
总动脉起始部（a）

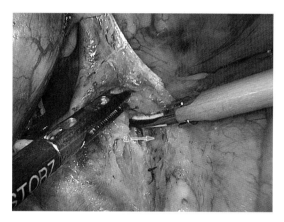

图 5-132　沿胰腺上缘、脾动脉（a）
表面清扫 No. 11p 淋巴结

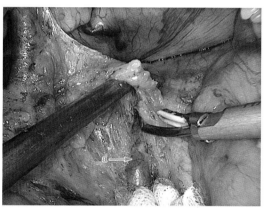

图 5-133　No. 11p 淋巴结清扫后，
脾动脉近侧端（a）

　　No. 9 淋巴结的清扫从脾动脉起始部开始，助手右手提起胃胰襞左侧已清扫的脂肪淋巴组织，超声刀沿着腹腔动脉左侧缘表面的解剖间隙（图 5-134），往膈肌脚方向清除其表面的脂肪淋巴组织，显露胃左动脉根部的左侧缘（图 5-135），直至打开胃膈韧带（图 5-136）。随后，超声刀从肝总动脉起始部沿着腹腔动脉右侧缘表面的解剖间隙，解剖分离进一步显露冠状静脉（图 5-137），于肝总动脉上缘平面清扫其周围的脂肪淋巴组织，完全裸化冠状静脉后上血管夹并予以离断（图 5-138）。超声刀紧贴腹腔动脉右侧缘清扫其表面的脂肪结缔组织及淋巴结（图 5-139），于胃左动脉右侧缘表面将其根部裸化（图 5-140）后上血管夹并予以离断（图 5-141），完成 No. 7 和 No. 9 淋巴结的清扫。接着，助手右手将十二指肠后壁向外侧推开，主刀左手继续用小纱布向下方轻轻按压胰腺，显露肝总动脉在胰腺上缘的大致走行（图 5-142）。助手右侧抓钳轻轻提起已分离的肝总动脉表面的脂肪淋巴组织，超声刀紧贴肝总动脉沿其表面的解剖间隙往十二指肠方向小心、细致地分离（图 5-143），直至肝总动脉发出胃十二指肠动脉和肝固有动脉分支处（图 5-144），整块清除肝总动脉前上方的脂肪淋巴组织，完成 No. 8a 淋巴结清扫。

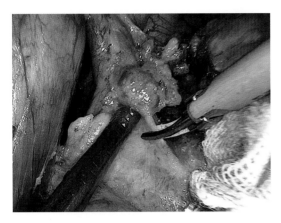

图 5-134　超声刀沿腹腔动脉
左侧缘清扫 No. 9 淋巴结

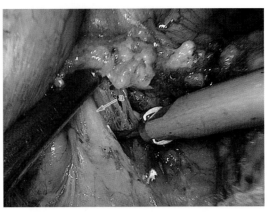

图 5-135　裸化胃左动脉（a）根部左侧缘

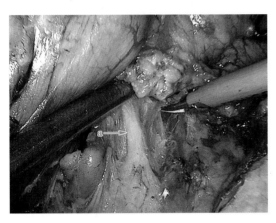

图 5-136　于胃左动脉（a）左侧缘打开胃膈韧带

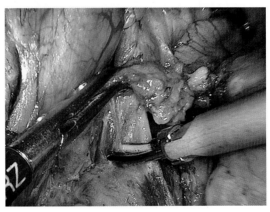

图 5-137　分离显露并裸化冠状静脉

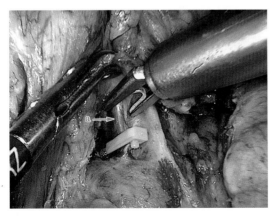

图 5-138　肝总动脉上缘水平
离断胃冠状静脉（a）

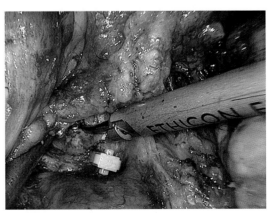

图 5-139　清扫腹腔动脉右侧缘表面的淋巴结

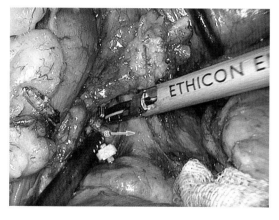

图 5-140 裸化胃左动脉（a）根部右侧缘

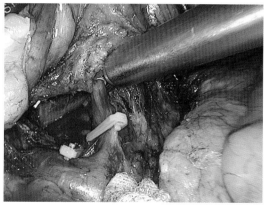

图 5-141 于根部上血管夹后离断胃左动脉

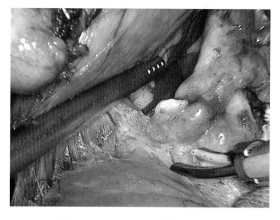

图 5-142 在胰腺上缘初步显露
肝总动脉大致走行

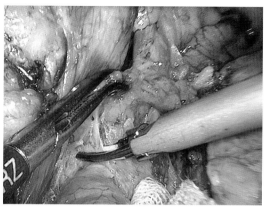

图 5-143 清扫 No.8a 淋巴结

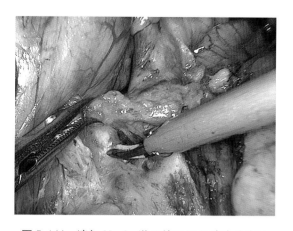

图 5-144 清扫 No.8a 淋巴结至肝总动脉分支处

接下来，助手右手向上外侧方顶起左肝下缘进一步显露膈肌脚及胃膈韧带（图 5-145），超声刀沿左右膈肌角表面的无血管间隙离断胃膈韧带，直至显露食管裂孔（图 5-146）。

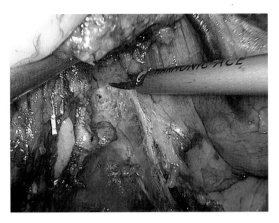

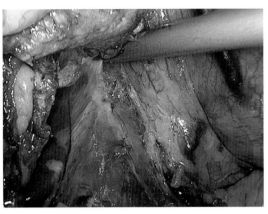

图 5-145　显露并进一步分离膈肌脚及胃膈韧带　　　　　　图 5-146　分离显露食管裂孔

# 二、清扫 No. 5、No. 12a 淋巴结

## （一）手术入路

肝固有动脉起始点入路（图 5-147），即肝总动脉发出胃十二指肠动脉和肝固有动脉分支处，此处系容易分离显露并进一步确认肝固有动脉。胃胰襞、肝胰襞、胃膈韧带及胃左血管离断后，便于助手顺利托起胃窦后壁，显露肝十二指肠韧带区域。此时幽门上区域手术视野开阔，也便于主刀左侧站位操作。并且一旦操作过程中胃右血管出血，也方便主刀迅速成功地止血。

## （二）暴露方式

助手左手无创抓钳松开胃胰皱襞，向上掀起胃窦部后壁，同时右手向外侧推开十二指肠球部，主刀左手无创抓钳用小纱布于肝总动脉分叉附近向下轻轻按压胰腺，使肝十二指肠韧带呈紧张状态，从胃后面充分显露幽门上区（图 5-148）。此后，右手可以采用不同的暴露方式灵活地协助主刀清扫 No. 5 和 No. 12a 淋巴结。

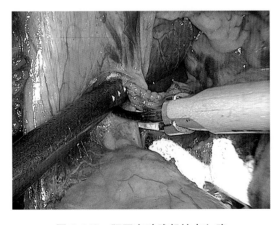

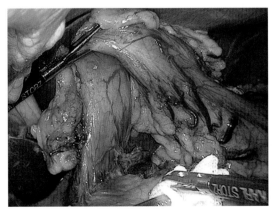

图 5-147　肝固有动脉起始点入路　　　　　　图 5-148　助手提起胃窦部，主刀
下压胰腺，显露幽门上区

### （三）手术步骤

　　超声刀自肝固有动脉起始处内侧缘开始（图 5-149），沿肝固有动脉将肝十二指肠韧带内侧缘打开（图 5-150），随后，助手右手紧贴十二指肠上下顶推，协助主刀显露胃右动脉根部（图 5-151），超声刀小心、细致地将其裸化（图 5-152），并于胃右动脉根部上血管夹后离断（图 5-153），完成 No.5 淋巴结清扫。而后，助手右侧无创抓钳向上轻轻提起肝固有动脉表面已分离的脂肪淋巴组织，超声刀紧贴肝固有动脉沿其表面的解剖间隙往肝门方向继续分离至左、右肝动脉分支处，完整清除肝固有动脉前的脂肪淋巴组织（图 5-154），完成 No.12a 组淋巴结的清扫。此时，助手右手继续向上外侧顶起肝十二指肠韧带前叶，超声刀沿韧带前叶向右侧分离（图 5-155），并于肝十二指肠韧带前叶的右侧打开一个"窗口"（图 5-156），为下一步从胃的前方离断肝胃韧带提供准确的切入点。至此，完成胰腺上缘区域淋巴结的清扫（图 5-157，图 5-158，视频 4）。

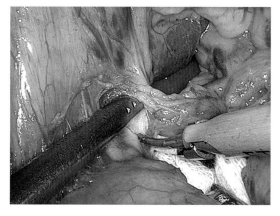

图 5-149　肝固有动脉起始处内侧
缘开始清扫 No.12a 组淋巴结

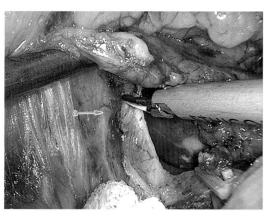

图 5-150　沿肝固有动脉（a）
将肝十二指肠韧带内侧缘打开

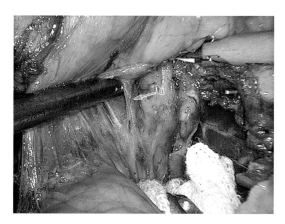

图 5-151　显露胃右动脉根部（a）

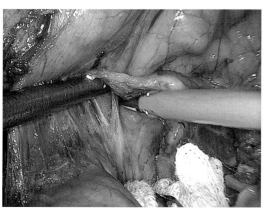

图 5-152　裸化胃右动脉根部

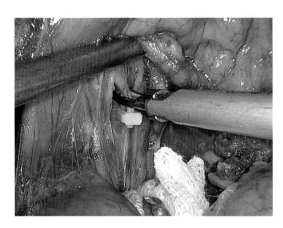

图 5-153　于根部离断胃右动脉

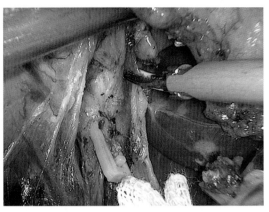

图 5-154　沿肝固有动脉表面清扫
No. 12a 组淋巴结

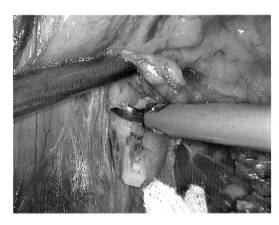

图 5-155　分离肝十二指肠韧带前叶

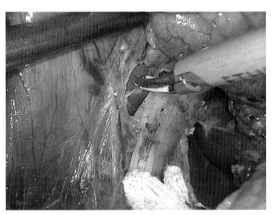

图 5-156　肝十二指肠韧带外侧叶打开一"窗口"

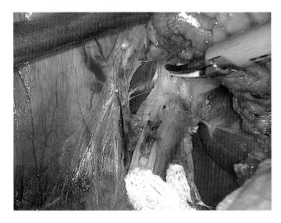

图 5-157　No. 5 和 No. 12a 淋巴结清扫后

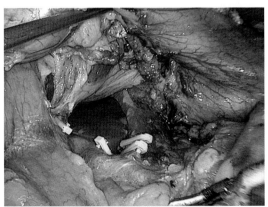

图 5-158　胰腺上缘区域淋巴结清扫后

视频 4　腹腔镜胃癌胰腺上缘区域淋巴结清扫术

# 第四节　胰腺上缘区域淋巴结清扫手术技巧

## 一、No. 7、8a、9、11p 淋巴结清扫手术技巧

### （一）分离过程中的手术技巧

胰腺上缘区淋巴结清扫前，需要充分分离横结肠系膜和胰腺被膜与胃后壁的粘连（图 5-159），并翻转胃大弯和大网膜置于肝下缘。助手钳夹胃胰皱襞向前上方牵拉，一方面使胃胰皱襞具有一定的张力，另一方面借助胃胰皱襞挡住胃及大网膜，避免其下垂影响手术野的暴露（图 5-160）。因此，钳夹胃胰皱襞的位置很重要，一般为胃胰皱襞的中上 1/3 交界附近，如果钳夹位置过低则不易挡住胃和大网膜；倘若钳夹位置过高，则会影响胃胰皱襞的张力，不利于淋巴结的清扫。进展期胃体癌累及胃胰皱襞或胰腺上缘淋巴结肿大明显时，若钳夹牵拉胃胰皱襞较为困难，可张开胃钳，含住胃胰皱襞并向将上托起，显露视野（图 5-161）。

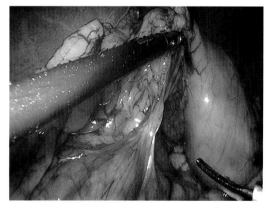

图 5-159　横结肠系膜和胰腺被膜与
胃后壁的粘连需先充分分离

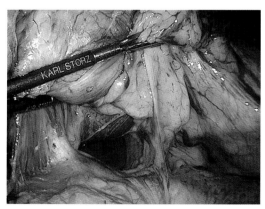

图 5-160　左手抓持胃胰皱襞前后侧并向前上方牵引，
使局部具有较好的张力，并能避免胃及网膜下垂

在此区域淋巴结清扫过程中，笔者通常选择胃胰皱襞左侧脾动脉起始段作为手术入路。如果以肝总动脉作为胰腺上缘区域淋巴结清扫的手术入路，由于部分患者肝总动脉走行距胰腺上缘较远（图 5-162），在寻找和显露肝总动脉过程中，很容易出现分离平面过深、损伤门静脉，或误将肝总动脉认为是肿大淋巴结清扫。另外，从胃十二指肠动脉作为胰腺上缘淋巴结清扫手术入路，比较适合主刀位于患者右侧的操作，但是当胰腺上缘血管未显露前，十二指肠后壁和胰头之间的区域空间狭长，视野暴露困难；且受胃右血管和胃左血管的牵拉，助手无法完全提拉十二指肠形成有效的张力（图 5-163）；加之十二指肠后壁常有细小血管分支供应，在局部张力不足的情况下裸化胃十二指肠动脉，不仅很容易导致出血，而且不易止血（图 5-164）。

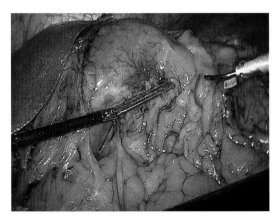

图 5-161　淋巴结肿大时，张开无创肠钳将胃胰皱襞向大弯侧托起并张紧，显露视野

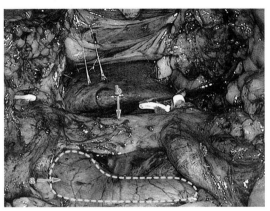

图 5-162　肝总动脉（b）距离胰腺上缘较远，清扫淋巴结时可能损伤门静脉（a）

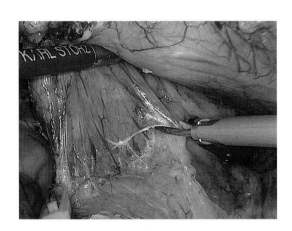

图 5-163　十二指肠入路空间狭小，术野暴露困难

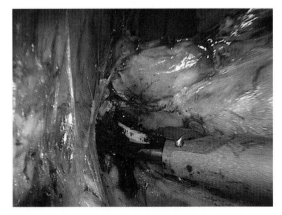

图 5-164　十二指肠后壁常有细小血管分支供应，易出血，止血困难

清扫 No.11p 淋巴结的过程中，因为胃左动脉的牵拉，使脾动脉近中点处淋巴脂肪组织的张力较差，如果继续向左侧清扫淋巴结，容易导致解剖层面不清楚和出血，故 No.11p 淋巴结清扫通常以胃后动脉根部（约为脾动脉中点处）为止点。

胰腺上缘区淋巴结清扫仅依靠提拉胃胰皱襞张力是不够的，操作过程中局部的小张力至关重要。这些小张力的建立主要依靠主刀的左手和助手的右手完成。主刀左手胃钳可抓持一块带有不透 X 线标志的小纱布作铺垫,借助纱布的摩擦力下压胰腺体部,不仅可以避免打滑,而且可以减少胰腺损伤(图 5-165)。助手右手抓钳动作应轻巧、灵活多样,通过"拎"、"含"、"顶"、"推"、"拨"等方法协助主刀在局部形成更好的张力(图 5-166,图 5-167)。

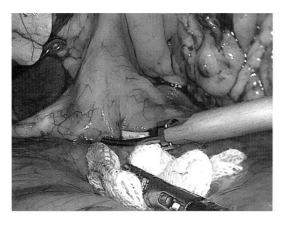

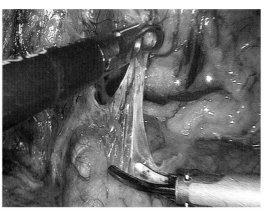

图 5-165　主刀左手胃钳可抓持一块带
有不透 X 线标识的小纱布作铺垫

图 5-166　"拎"

除了主刀和助手的密切配合外,扶镜手的工作也不能忽视。不仅要保持镜头干净,手术画面清晰,而且还应选择适当的观察标志。通常在胰腺上缘区笔者是以水平位的胰腺作为手术画面的观察标志,当助手向上提拉胃胰皱襞时,就形成由下往上的手术操作视野,符合循解剖间隙的淋巴结清扫的操作。手术过程中近焦距视野更容易看清楚微小解剖结构,适合于重要血管的精细解剖。此时镜头表面容易被脂肪颗粒或血液污染,扶镜手要做好躲避污染物来袭和擦拭镜头的准备。当主刀激发超声刀时可适当后退镜头,可有效防止镜头污染,后退的距离以 1cm 左右为宜,幅度太大容易引起术野晃动感。如果镜头的某个区域被少量污染,在不影响主要操作时,为了保持手术的流畅性,可暂不行镜头清洁处理,待主刀或助手变换器械时快速将镜头拔出腹腔,清洁镜头。若镜头污染导致视野不清,影响操作时,应该迅速取出镜头用碘伏纱布擦拭后再用干纱布擦净,可以有效的去除镜头上的油污(图 5-168)。

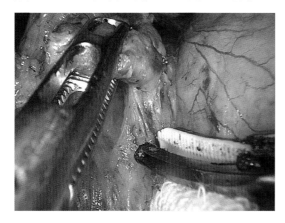

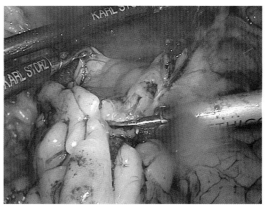

图 5-167　"含"

图 5-168　镜头污染导致视野不清

### （二）邻近组织和器官损伤的预防

腹腔镜下胰腺被膜的剥离是进入胰腺上缘胰后间隙的解剖入路。由于胰腺组织质脆，分离胰腺被膜过程中容易损伤胰腺表面导致出血。此时，可用纱布压迫或电凝进行止血，若使用超声刀止血，不仅不易夹住出血点，且容易进一步损伤胰腺而导致更严重的出血（图5-169）。主刀使用超声刀时应始终将超声刀的非功能面贴近胰腺，以免损伤胰腺组织（图5-170）。

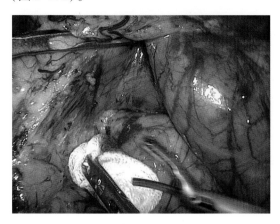

图5-169 胰腺小渗血，用纱布压迫

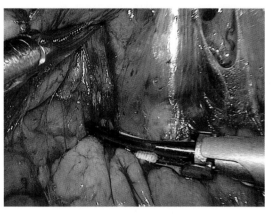

图5-170 术者将超声刀的非功能面贴近胰腺组织操作

在当胰腺上缘区域淋巴结肿大时，寻找正确的解剖平面至关重要，如果分离平面过高很容易进入淋巴结中导致淋巴结出血。寻找血管表面的间隙，紧贴在血管的表面分离淋巴结基底部，方能做到淋巴结整块切除。淋巴结通常质地较脆，助手可通过提拉淋巴结表面的筋膜来显露解剖间隙，尽量不要直接钳夹提拉肿大淋巴结，以免导致出血和肿瘤播散。淋巴结的出血采用超声刀止血不仅不易凝闭，还常导致更大的出血。当淋巴结出血对术野的影响小时，可不予处理，重新寻找正确的解剖平面，于淋巴结根部将淋巴结完整清扫后出血自然停止；若出血影响术野暴露时，可采用小纱布压迫止血；若出血量较大影响手术操作时，可先找到胃左动脉根部并予结扎，可减少出血量。止血过程中，主刀左手抓钳可持小纱布进行压迫止血，助手右手持吸引器可以直接压迫出血点，减少出血，也可通过小流量间断吸引，肃清血液和积液，保持术野干净，显露出血点。使用吸引器过程中，应避免静态吸引，可横向或纵向动态吸引器增强吸引效率。

腹腔动脉周围淋巴结收纳沿胃左动脉、脾动脉、肝总动脉及其分支的输出淋巴管，淋巴管较粗大，应采用超声刀慢档离断，必要时予血管夹结扎（图5-171）。肥胖和淋巴结肿大的患者手术过程中往往

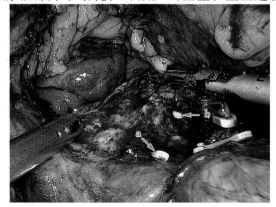

图5-171 血管夹（a）结扎肝总动脉根部淋巴管，淋巴管断端（b）

出现淋巴液和血液潴留于局部操作野内，这些液体不但遮挡了视线，而且降低了超声刀的切割效率。此时助手右手可持吸引器协助暴露术野。术中若发现有乳白色或是清亮液体溢出，疑似淋巴漏时，可先予钛夹标志，在辅助切口手术时，缝扎此处，可有效防止术后淋巴漏的发生。

### （三）血管损伤的预防

在清扫胰腺上缘淋巴结过程中，冠状静脉是最容易被损伤的血管之一，熟识冠状静脉的解剖特点非常重要。在胰腺上缘淋巴结清扫前，可透过系膜隐约判断冠状静脉的走行。部分患者无法判断其走行时，可先显露脾动脉干，沿着脾动脉干向肝总动脉方向分离寻找。冠状静脉暴露后，术者应该先离断冠状静脉，再清扫胃左动脉周围淋巴结，以防止清扫过程中损伤冠状静脉，导致出血（图5-172）。有时冠状静脉有小静脉属支汇入，在裸化冠状静脉过程中，常常会因小静脉属支的损伤而引起出血。应在充分暴露出小静脉属支后，在其下方离断冠状静脉（图5-173）。通常情况下冠状静脉与胃左动脉伴行，但是有少部分患者冠状静脉与胃左动脉相距较远，在胃左动脉周围未找到冠状静脉时，则需注意是否存在这种情况，以免损伤冠状静脉（图5-174）。还有部分患者在胃胰皱襞中未发现冠状静脉，在排除冠状静脉被误断后，应注意观察肝胃韧带中是否出现肝内型冠状静脉。另外，对于极少数患者冠状静脉独立走行于胃左动脉的左侧，向左向下沿着胃胰皱襞下行，经脾动脉后方汇入脾静脉。由于这种解剖类型罕见，术中往往不易察觉和发现。在游离脾动脉后方间隙时需小心谨慎，一旦该静脉损伤出血，很大程度上影响了手术的连续性和后续操作。此外，对于胰腺上缘区域淋巴结肿大或高BMI的患者，因胃左静脉周围脂肪组织较多，术中静脉暴露相对困难，损伤几率高。如果术中不慎损伤冠状静脉引起出血时，主刀可以左手钳子迅速钳夹胃胰皱襞内胃左静脉，右手用钛夹结扎静脉的远心端以减少静脉血回流量，助手使用吸引器间断小流量吸净出血并可适时压迫出血部位，尽量保持术野清楚，充分暴露出血点后再结扎近心端（图5-175，图5-176）。

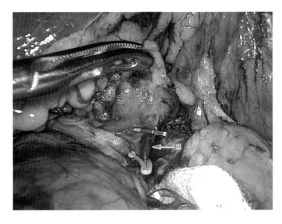

图5-172 胃左动脉周围淋巴结肿大，显露冠状静脉（a）后应先予以离断

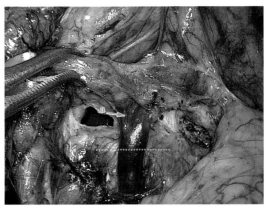

图5-173 冠状静脉小属支（a），应于绿色虚线平面离断冠状静脉

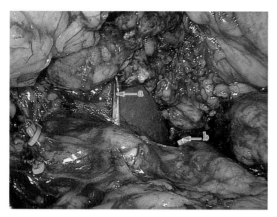

图 5-174　冠状静脉（a）
与胃左动脉（b）相距较远

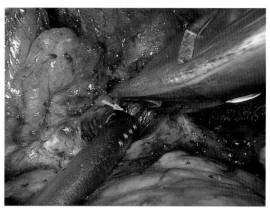

图 5-175　用吸引器间断小流量
吸净出血，暴露出血点

　　离断冠状静脉后，助手可进一步张紧胃胰皱襞中的胃左血管，更好暴露出胃左动脉走行。于胃左动脉周围清扫 No.7 淋巴结时，主刀应该耐心逐层分离组织，避免大把钳夹离断。因为部分患者胃左动脉较细，深藏于淋巴脂肪组织当中，大把钳夹组织有可能直接离断细小的胃左动脉，留下术后腹腔大出血的隐患。部分患者的胃左动脉起源于腹主动脉。此时，胃左动脉位于腹腔动脉的上方靠右后侧，于脾动脉干起始处附近可能找不到胃左动脉，此时应沿腹腔动脉的平面向右后方清扫该区域淋巴脂肪组织，方能暴露出胃左动脉根部（图 5-177）。裸化胃左动脉时，避免超声刀的功能面直接接触胃左动脉壁，以免免脉壁损伤引起胃左动脉出血。若不慎损伤胃左动脉，由于短期内出血凶猛，首先手术团队应保持冷静，助手左手应保持提拉位置不变，右手立刻改用吸引器对准胃左动脉损伤出血处，间断吸引，并适当压迫出血点壁控制出血（图 5-178），主刀则可用无创抓钳尝试钳夹胃左动脉损伤近心端，控制出血，待进一步显露出血点后于出血点的近心端结扎止血。此外，胃左动脉裸化的长度应尽量超过 1cm，这样可以保证上两个血管夹后，胃左动脉有足够的残端供超声刀离断，并防止断端血管夹脱落。主刀在上胃左动脉远端血管夹时，应该适当远离根部，避免超声刀离断胃左动脉时损伤到近端的血管夹，引起不必要的术中出血（图 5-179）。

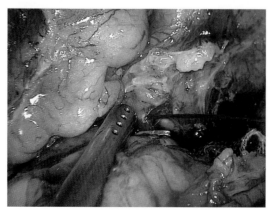

图 5-176　若先结扎冠状静脉
的近心端，会增加出血

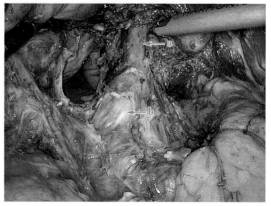

图 5-177　胃左动脉（a）起源腹主动脉，
位于腹腔动脉（b）的上方靠右后侧

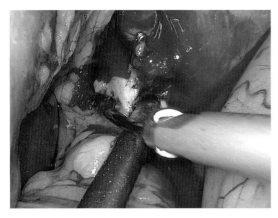

图 5-178　胃左动脉出血，助手立刻改用吸引器
对准胃左动脉损伤出血处

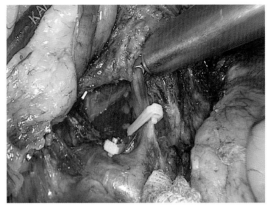

图 5-179　主刀在上胃左动脉远端
血管夹时，应该尽量远离根部

　　清扫 No. 8a 淋巴结的过程中，肝总动脉是主要的解剖标志，通常笔者沿着脾动脉的表面向右分离寻找肝总动脉。亦有少数肝总动脉缺如患者，将直接于门静脉或脾静脉表面清扫淋巴结。此时，主刀的动作要轻柔，应用超声刀直接切割，尽量减少钝性分离，防止门静脉损伤出血（图 5-180，图 5-181）。手术操作过程中若出现门静脉损伤时，不宜用抓钳钳夹出血点，这样有可能会增大裂口，引起更严重的出血。小的出血可采用纱布压迫止血；出血较严重时，在使用纱布压迫出血部位的同时果断中转开腹（图 5-182）。当 No. 8a 淋巴结肿大较为明显时，主刀应耐心、谨慎地寻找淋巴结与肝总动脉之间的解剖间隙，助手可挑起淋巴结的基底部以协助暴露。主刀将超声刀的非功能面紧贴血管，将肿大的淋巴结从肝总动脉的表面完全游离（图 5-183）。部分患者肝总动脉比较长，迂曲盘旋，易与肿大淋巴结混淆，在手术中应注意观察是否存在动脉性的搏动，并加以辨别，以免将迂曲的肝总动脉误当成淋巴结（图 5-184，图 5-185）。在该区域淋巴结清扫过程中，镜头的焦距尽量采用近距离视野，便于辨认血管与淋巴结间的解剖间隙。但是，若此操作时间较长，易引起视觉疲劳导致焦距不清、镜头模糊，此时可借助周围组织成像来判别最佳的焦距，即当视野出现反光，组织的毛细血管变清晰或超声刀非功能面的纹理清晰可见时，表明此为最佳焦距（图 5-186 ~ 图 5-188）。

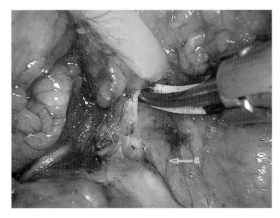

图 5-180　打开胰腺上缘静脉
表面的筋膜，暴露门静脉（a）

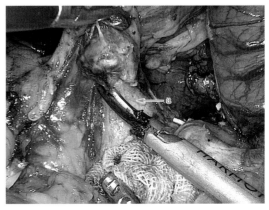

图 5-181　肝总动脉缺如，超声刀直接
于门静脉（a）表面操作

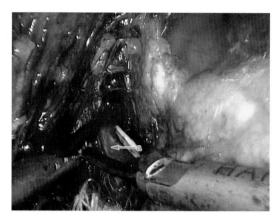

图 5-182 门静脉（a）损伤出血，中转开腹

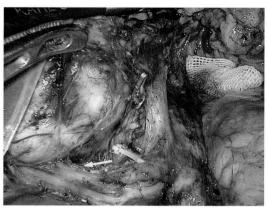

图 5-183 No. 8a 淋巴结肿大，应仔细寻找淋巴结
基底部与血管表面的间隙

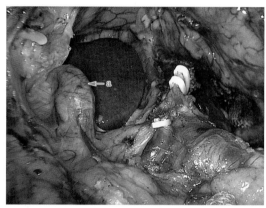

图 5-184 肝总动脉（a）迂曲，
应与肿大淋巴结区别

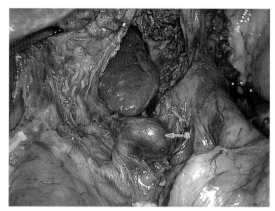

图 5-185 肝总动脉（a）迂曲，
易被认为肿大的淋巴结

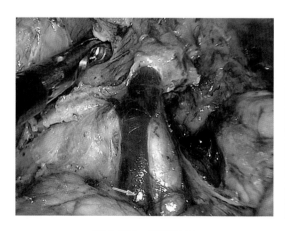

图 5-186 视野反光

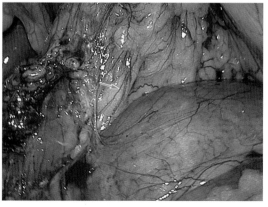

图 5-187 毛细血管清晰

## 二、No. 12a、5 淋巴结清扫手术技巧

### （一）分离过程中的手术技巧

沿肝总动脉表面继续向右侧即可清扫 No. 5 淋巴结。助手左手抓钳托起胃窦部后壁向右上方提拉，右手胃钳向外顶推十二指肠，暴露出肝总动脉、胃十二指肠动脉及部分裸化的肝固有动脉（图 5-189）。此时助手可采用吸引器或抓钳紧贴十二指肠壁后壁上下顶推钝性分离，协助主刀显露胃右动脉的走行，超声刀沿肝固有动脉表面暴露出胃右动脉的根部，并裸化、结扎，清扫 No. 5 淋巴结（图 5-190）。当胃右动脉离断后，继续沿肝固有动脉表面即可将肝十二指肠韧带前叶完全游离，通常笔者将在游离胃十二指肠韧带的右侧打开一个"窗口"，以此"窗口"为标志可较好地从前面离断已游离的肝十二指肠韧带（图 5-191，图 5-192）。部分肥胖或肝胃韧带右侧缘有炎症粘连者，"窗口"打开困难，可于肝固有动脉前方填塞一块纱布，可用做术者从前方分离肝胃韧带时的标志，避免分离过深损伤胆总管（图 5-193，图 5-194）。由于此区域位置深在，操作空间较小，扶镜手需调整光纤方向，避免被其他器械遮挡，影响手术操作（图 5-195）。

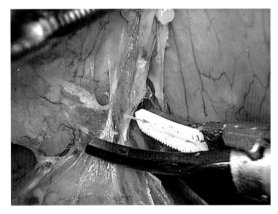

图 5-188　超声刀非功能面的纹理清晰可见

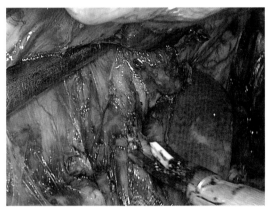

图 5-189　助手左手抓钳托起胃窦部后壁向右上方
提拉，右手胃钳向外顶推十二指肠，暴露出肝
总动脉、胃十二指肠动脉及部分裸化的肝固有动脉

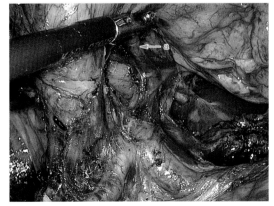

图 5-190　胃右动脉（a）
随胃窦区的提拉呈垂直走行

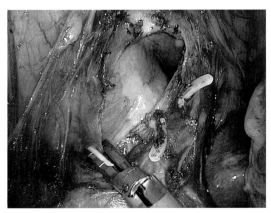

图 5-191　在游离的肝十二指肠韧带前叶
的右侧打开一个"窗口"

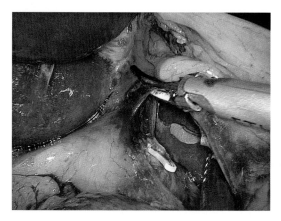

图 5-192　通过"窗口"离断游离的
肝十二指肠韧带前叶

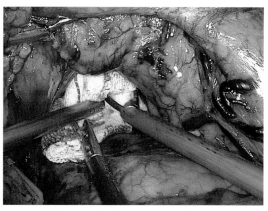

图 5-193　于肝固有动脉前方填塞一块纱布，
作为分离肝胃韧带时的标识

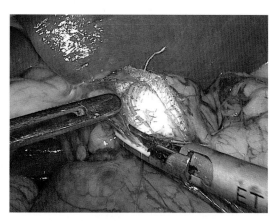

图 5-194　于肝固有动脉前方置入纱布，
可避免分离平面过深

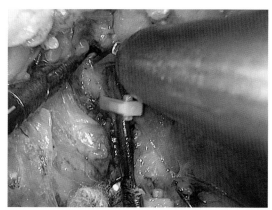

图 5-195　视线被钛夹钳遮挡，
需调整光纤方向

（二）邻近组织和器官损伤的预防

部分患者肝尾状叶与肝胃韧带的网膜有粘连，离断肝胃韧带前需先分离粘连，避免肝尾状叶撕裂出血。肝固有动脉是清扫 No. 12a 淋巴结主要的解剖标志，术者在解剖暴露肝总动脉后，向右即可显露肝固有动脉的起始点，从该起始点出发，裸化肝固有动脉直至肝门部，完整清扫 No. 12a 淋巴结（图 5-196）。胃十二指肠动脉变异较少，一般位于十二指肠 - 胰头间沟内。在游离十二指肠后壁时，应注意从胃十二指肠动脉发出的支配十二指肠后壁的小血管，在处理这些血管时，应该确认超声刀将其完全夹闭，并采用慢档离断（图5-197）。若该处的小血管发生出血，可采用纱布填塞压迫，切勿盲目用超声刀止血，导致出血的加剧，并且容易损伤十二指肠壁后壁。

（三）血管损伤的预防

由于胃右动脉发出的位置解剖上常常存在很大的变异，在手术的过程中切勿盲目离断未知血管，因为当肝固有动脉较长细时，助手向上提拉胃窦部，易将肝固有动脉上提而误当成胃右动脉（图 5-198）。部分患者迷走神经肝支较为粗大，走行于胃右动脉的前方，不易与胃右动脉区别，可通过观察是否有动脉性搏动或进一步裸化该结构来协助辨别。先将迷走神经肝支离断，以利于胃右动脉的显露（图5-199）。大多数胃右静脉与胃右动脉伴行，可用血管夹一同夹闭（图5-200），但是有时胃右静脉与胃右动脉之间的距离较远，无法一并结扎，应分开单独结扎（图5-201）。

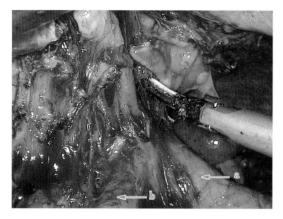

图5-196 显露肝总动脉（a）发出的
胃十二指肠动脉（b）起点后，暴露肝固有动脉

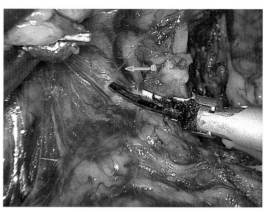

图5-197 裸化十二指肠后壁，
超声刀完全夹闭小血管（a）

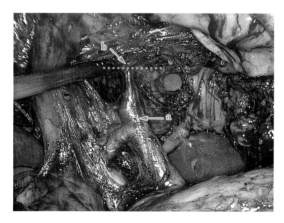

图5-198 肝固有动脉（a）随胃右动脉（b）
的上提而成角，应在绿色虚线平面结扎胃右动脉

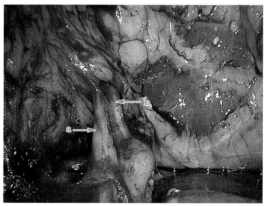

图5-199 粗大的迷走神经肝支
（a）与胃右动脉（b）不易区别

在分离肝胃韧带时，应注意其内是否有副胃左动脉或是副肝左动脉。副胃左动脉可在起始部将其切断。而目前对术中是否可以离断副肝左动脉仍未达成共识。有文献报道离断该血管后易出现肝脓肿、胆管炎、肝衰竭甚至肝坏死等并发症，甚至有人提出手术中离断该动脉后需行预防性左肝切除以减少肝坏死等并发症的发生。本中心回顾性分析1173例行腹腔镜辅助胃癌根治术的患者资料[19]，按是否存在副肝左动脉分为无副肝左动脉组及有副肝左动脉组，并常规离断副肝左动脉，结果显示有副肝左动脉组患者术中情况、术后恢复情况、并发症发生率及死亡率与无副肝左动脉组患者相当。而在肝功能方面，虽然有副肝左动脉组第1周内肝功能较无副肝左动脉组差，但是分层分析显示对于无慢性肝病患者，有副肝左动脉患者离断该血管术后近期肝功能与无副肝左动脉患者比较无显著差异；

而对于有慢性肝病患者，有副肝左动脉患者离断该血管后肝功能指标明显升高，与无副肝左动脉患者比较有统计学意义。对于治疗性肝动脉栓塞及尸体解剖的研究显示[23-25]左右肝动脉及其邻近血管间存在多种侧支循环。虽然笔者术中观察到结扎副肝左动脉后出现左肝缺血表现，但是对无慢性肝病患者术后未见明显肝功能异常或肝坏死表现。然而肝炎、肝硬化等慢性肝病患者由于炎症细胞浸润、大量肝细胞坏死及纤维组织增生等使患者肝脏储备功能减低[26-28]，耐受缺血缺氧的能力较无慢性

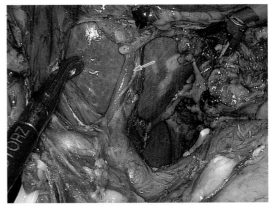

图 5-200　胃右静脉与胃右动脉伴行

肝病患者差，离断副肝左动脉后易出现肝功能异常。因此，笔者建议对有慢性肝病患者若存在副肝左动脉应尽量保留该动脉，即术中于胃左动脉发出副肝左动脉的分叉点之后离断胃左动脉，若术中离断副肝左动脉，术后需加强肝功能检测及保肝治疗（图 5-202 ~ 图 5-206）。

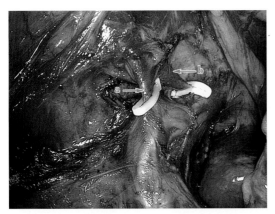

图 5-201　胃右动脉（a）、胃右静脉（b）
距离较远，应分别予以结扎

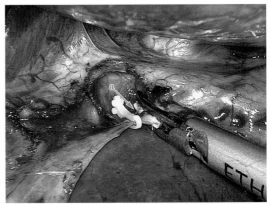

图 5-202　副胃左动脉（a）
在其起始部将其结扎切断

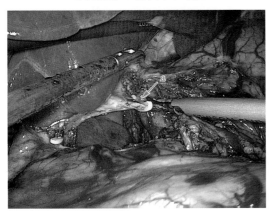

图 5-203　较细的副肝左动脉（a）
于肝脏下缘将其结扎切断

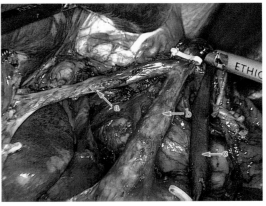

图 5-204　较粗大的副肝左动脉（a）应予以保留，
在其发出后再离断胃左动脉（b），冠状静脉（c）

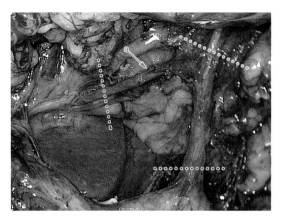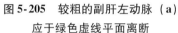

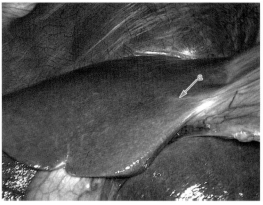

图 5-205　较粗的副肝左动脉（a）应于绿色虚线平面离断

图 5-206　较粗大的副肝左动脉被离断后影响左肝组织（a）的血供

# 参考文献

1. Sasako M，McCulloch P，Kinoshita T，et al. New method to evaluate the therapeutic value of lymph node dissection for gastric cancer. Br J Surg. 1995；82（3）：346-351.

2. Ryu KW，Kim YW，Lee JH，et al. Surgical complications and the risk factors of laparoscopy-assisted distal gastrectomy in early gastric cancer. Ann Surg Oncol. 2008；15（6）：1625-1631.

3. Maruyama K，Gunven P，Okabayashi K，et al. Lymph node metastases of gastric cancer. General pattern in 1931 patients. Ann Surg. 1989；210（5）：596-602.

4. Zhu HT，Zhao YL，Wu YF，et al. Features of metastasis in different lymph node groups and their significance in lymph node dissection in total gastrectomy for gastric cancer. Zhonghua Zhong Liu Za Zhi. 2008；30（11）：863-865.

5. Wu LL，Liang H，Wang XN，et al. Clinical characteristics of 103 lymph node metastasis in advanced proximal gastric cancer. Zhonghua Wei Chang Wai Ke Za Zhi. 2010；13（8）：590-593.

6. Feng JF，Huang Y，Liu J，et al. Risk factors for No. 12p and No. 12b lymph node metastases in advanced gastric cancer in China. Ups J Med Sci. 2013；118（1）：9-15.

7. Cuschieri A，Weeden S，Fielding J，et al. Patient survival after D1 and D2 resections for gastric cancer：long-term results of the MRC randomized surgical trial. Surgical Co-operative Group. Br J Cancer. 1999；79（9-10）：1522-1530.

8. Kunisaki C，Shimada H，Nomura M，et al. Distribution of lymph node metastasis in gastric carcinoma. Hepatogastroenterology. 2006；53（69）：468-472.

9. Kunisaki C，Shimada H，Nomura M，Akiyama H. Appropriate lymph node dissection for early gastric cancer based on lymph node metastases. Surgery. 2001；129（2）：153-157.

10. Japanese Gastric Cancer Association. Japanese gastric cancer treatment guidelines 2010（ver. 3）. Gastric Cancer. 2011；14：113-123.

11. Methasate A，Trakarnsanga A，Akaraviputh T，et al. Lymph node metastasis in gastric cancer：result of D2 dissection. J Med Assoc Thai. 2010；93（3）：310-317.

12. Nzengue JC，Zhan WH，Wang JP，et al. Metastasis rates of lymph nodes and distribution in advanced gastric cancer and its clinical significance. Zhonghua Wei Chang Wai Ke Za Zhi. 2006；9（6）：506-509.

13. Zeng CQ, Liu JS, Zheng Y, et al. Pattern of lymph node metastasis and extent of lymphadenectomy for distal gastric cancer. Zhonghua Wei Chang Wai Ke Za Zhi. 2012; 15 (2): 141-144.

14. Lee JH, Kim YW, Ryu KW, et al. A phase-II clinical trial of laparoscopy-assisted distal gastrectomy with D2 lymph node dissection for gastric cancer patients. Ann Surg Oncol. 2007; 14 (11): 3148-3153.

15. Xu YY, Huang BJ, Sun Z, et al. Risk factors for lymph node metastasis and evaluation of reasonable surgery for early gastric cancer. World J Gastroenterol. 2007; 13 (38): 5133-5138.

16. Ishikawa S, Shimada S, Miyanari N, et al. Pattern of lymph node involvement in proximal gastric cancer. World J Surg. 2009; 33 (8): 1687-1692.

17. Isozaki H, Okajima K, Yamada S, et al. Proximal subtotal gastrectomy for the treatment of carcinoma of the upper third of the stomach: its indications based on lymph node metastasis and perigastric lymphatic flow. Surg Today. 1995; 25 (1): 21-26.

18. Adachi B. Das Arteriensystem der Japaner. Suppl To Acta Sch Med Univ Kyoto. 1928.

19. Huang CM, Chen QY, Lin JX, et al. Short-term clinical implications of the accessory left hepatic artery in patients undergoing radical gastrectomy for gastric cancer. PLOS ONE. 2013; 8 (5): e64300.

20. Susan Standring. Gray's Anatomy (Thirty-ninth edition). Churchill-Livingstone. London, UK. 2004.

21. Huang CM, Wang JB, Wang Y, et al. Left gastric vein on the dorsal side of the splenic artery: a rare anatomic variant revealed during gastric surgery. Surgical and Radiologic Anatomy. 2013; 36 (2): 173-180.

22. Wang Y, Huang CM, Zheng CH, et al. Classification of Anatomic Variations in the Left Gastric Vein during Laparoscopic Gastrectomy. AnatPhysiol. 2013; 3: 2.

23. Plengvanit U, Chearanai O, Sindhvananda K, et al. Collateral arterial blood supply of the liver after hepatic artery ligation, angiographic study of twenty patients. Ann Surg. 1972; 175 (1): 105-110.

24. Koehler RE, Korobkin M, Lewis F. Arteriographic demonstration of collateral arterial supply to the liver after hepatic artery ligation. Radiology. 1975; 117 (1): 49-54.

25. Reimann B, Lierse W, Schreiber HW. Anastomoses between the segmental arteries of the liver and phrenico-hepatic arterio-arterial anastomoses. Langenbecks Arch Chir. 1983; 359 (2): 81-92.

26. Mays ET, Wheeler CS. Demonstration of collateral arterial flow after interruption of hepatic arteries in man. N Engl J Med. 1974; 290 (18): 993-996.

27. Pinzani M, Rosselli M, Zuckermann M. Liver cirrhosis. Best Pract Res Clin Gastroenterol. 2011; 25 (2): 281-290.

28. Anthony PP, Ishak KG, Nayak NC, et al. The morphology of cirrhosis. Recommendations on definition, nomenclature, and classification by a working group sponsored by the World Health Organization. J Clin Pathol. 1978; 31 (5): 395-414.

# 第六章

# 腹腔镜胃癌脾门区域淋巴结清扫

## 第一节　腹腔镜胃癌脾门区域淋巴结清扫概述

脾门区淋巴结主要包括了 No. 4sa、No. 4sb、No. 10 淋巴结和 No. 11d 淋巴结，是胃癌尤其是胃中上部癌 D2 淋巴结清扫术的重要环节（图 6-1）。

No. 4sa 和 No. 4sb 淋巴结，其淋巴结转移与否主要受肿瘤部位的影响。文献报道[1]，No. 4sa 淋巴结在胃体癌中的转移率为 4.0% ~ 12.0%，在胃底贲门癌中的转移率可高达 19.0% ~ 36.0%，而在远端胃癌中的转移率较低，一般少于 5.0%，No. 4sb 淋巴结在贲门、胃体及胃窦癌中的转移率分别为 18.0%、19.0% 和 26.0%。目前，临床上对进展期胃中上部癌行 D2 淋巴结清扫术时常规清扫 No. 4sa 和 No. 4sb 淋巴结和进展期胃下部癌行常规清扫 No. 4sb 淋巴结已不存在争议。

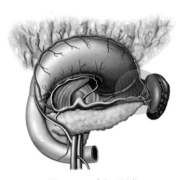

**图 6-1　脾门区域**

文献报道 No. 10 淋巴结转移率约为 9.8% ~ 27.9%[2-4]，No. 11 淋巴结转移率约为 13.7 ~ 20.0%[5-6]。笔者通过对 346 例行腹腔镜下保脾脾门淋巴结清扫术的胃上部癌患者的研究发现，进展期胃上部 No. 10 淋巴结转移率为 10.1%[7]。其转移情况主要受肿瘤部位、浸润深度、大体分型等因素的影响[8]。其中，进展期胃中上部癌中 No. 10 和 No. 11 淋巴结的转移率较高，特别是位于大弯侧的肿瘤，而在早期肿瘤中并未见这两组淋巴结的转移[9]。笔者资料显示[7]，肿瘤浸润深度、肿瘤横轴位置和 No. 7、No. 11 淋巴结转移状况是脾门淋巴结转移的独立危险因素。No. 10 和 No. 11 淋巴结转移与否影响着患者的预后，其转移阴性患者的 5 年生存率可以达到 51.6%，而当其发生转移时，5 年生存率仅为 11.0%[10]。因此，进展期胃中上部癌行 No. 10 和 No. 11 淋巴结的清扫是有必要的，新版的《日本胃癌治疗指南》[11] 中也规定，进展期胃中上部癌行根治性全胃切除术时应清扫 No. 10 和 No. 11 淋巴结。而位于小弯侧的进展期胃上部癌，当肿瘤未侵犯浆膜且无 No. 7 和 No. 11 淋巴结转移时，是否需要行 No. 10 淋巴结清扫尚待进一步研究[7]。20 世纪 90 年代前为了完整清扫 No. 10、No. 11 淋巴结，往往需要行脾、胰体尾联合切除术。然而，为了预防性清扫 No. 10 和 No. 11 淋巴结而行脾、胰体尾联合切除术，不仅增加了因行远侧胰腺切除所致的并发症，如胰漏，急性胰腺炎，左膈下感染或脓肿及术后糖尿病等，而且并不能提高术后 5 年生存率（35.6% $vs.$ 42.2%，$P = 0.622$）[12-13]。因此，许多学者提出脾、胰体尾联合切除术不能作为胃中上部癌 D2 根治术预防性清扫 No. 10 和 No. 11 淋巴结的常规术式，除非胰腺实质存在明显的肿瘤浸润[14]。为了彻底地清扫 No. 10 和 No. 11 淋巴结，同时又避免胰腺远侧切除带来的诸多并发症，有学者开始提倡行保留胰腺的联合脾脏切除的脾门淋巴结清扫术来治疗胃中上部癌。近年来，人们逐渐认识到脾脏是人体的免疫器官之一，具有抗肿瘤、抗感染等作用，对于维持机体的平衡与健康有重要价值。并且随着手术技巧的提高，Schwarz[14]认为保脾的脾门淋巴结清扫术不但在技术上可行，而且能够达到与脾切除清扫淋巴结同样的效果。联合脾脏切除术不仅不能提高术后 5 年生存率（48.3% $vs.$ 54.8%，$P = 0.503$），而且会显著增加术后并发症发生率和病死率，如能进行保胰、脾的淋巴结清扫术，将取得更好的疗效。故目前对切除脾脏应持慎重态度，保留脾脏的脾门淋巴结清扫术这一外科理念已经被越来越多的学者所认可。

　　临床上，由于脾门区位置深在，操作空间狭小固定；脾脏常有网膜粘连，质地脆易撕裂；脾血管走行迂曲、错综复杂。因此，在开放手术时，术者常常需将脾脏及胰体尾游离到腹腔外操作，才能保证该区淋巴结清扫的彻底性，但该操作创伤大、时间长，并且术后存在脾脏游走或扭转的风险；如果不游离脾脏直接在脾门区进行操作，常常会因为暴露不充分而难以彻底清扫该区淋巴结。而在腹腔镜下操作由于视野的放大作用和超声刀良好的止血分离效果，使术中可以更清晰的辨认胃周相关筋膜、筋膜间隙、血管及其分支，可以轻松地全程显露脾血管及其各级分支以顺利、高效地完成脾动脉旁及脾门淋巴结的清扫。因此，应用腹腔镜行保脾的脾门淋巴结清扫具有一定优势。

　　韩国学者 Hyung 等[15]2008 年首次报道了采用腹腔镜下保脾的脾门淋巴结清扫术治疗胃中上部癌患者，其脾门淋巴结清扫数目平均为 2.7 枚/例（1~5 枚），清扫效果与开放手术相当。相对于开放手术，腹腔镜下保脾的脾门淋巴结清扫术切口小，创伤少，保留脾脏在原位手术时间短，淋巴结清扫彻底、安全。笔者的资料[16]也显示，腹腔镜下保脾的脾门淋巴结清扫术后平均清扫脾门淋巴结为 3.6 枚/例，无一例患者因术中损伤脾血管或脾实质而中转开腹，术后亦未出现脾门区出血、脾缺血或脾坏死等脾门淋巴结清扫相关的并发症，显示了较好的近期疗效。相信随着规范化手术培训体系的完善、腹腔镜技术的进步，腹腔镜下保脾脾门淋巴结清扫术将成为进展期胃中上部癌的治疗手段之一。

## 第二节 腹腔镜胃癌脾门区域淋巴结清扫相关解剖

### 一、与脾门区域淋巴结清扫相关筋膜间隙

#### （一）胃脾韧带与脾肾韧带

脾与胃之间以胃脾韧带在胰腺上方相连（图6-2～图6-4），脾和肾之间以脾肾韧带在侧腹壁相连（图6-5，图6-6）。胃脾韧带有两层腹膜构成，后层与脾门的腹膜和覆盖在胃后面的腹膜相延续，前层由离开脾上胃切迹的腹膜返折形成，与胃前面的腹膜相延续。脾肾韧带也有两层，前层向内与左肾上方小网膜囊后壁的腹膜相连续，并向上走向脾门，在此处与胃脾韧带的后层相连续。脾肾韧带的后层向外膈下方的腹膜相续，在脾切迹的上方走向脾表面。胃脾韧带和脾肾韧带内存在相互贯通的潜在腔隙，是脾血管及其分支走行的空间，此间隙与胰腺上方的胰腺间隙相通。胃脾韧带两层内有胃短动脉和胃网膜左血管，脾肾韧带内有脾动脉及其各级分支、神经、淋巴管，胰尾通常在它的下部出现。胃脾韧带前面与胰尾处胰腺前筋膜相延续，在胰尾处打开胰腺前筋膜可沿胰腺上方的间隙进入脾胃韧带内的间隙，进而打开脾门周围的韧带暴露脾动脉在脾门处的终支以及胃网膜左动脉的发出部位（图6-7）。

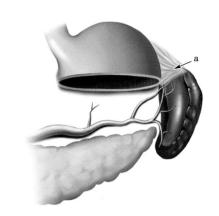

图 6-2 胃脾韧带（a）

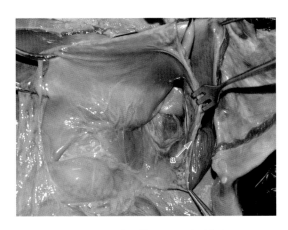

图 6-3 胃脾韧带（a）（解剖图）

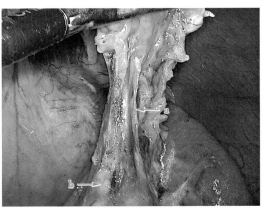

图 6-4 胃脾韧带（a），胰尾（b）

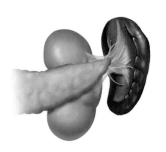

图 6-5　脾肾韧带（示意图）

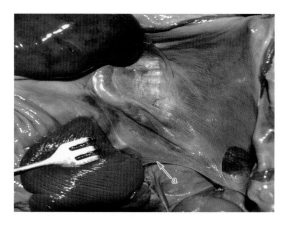

图 6-6　脾肾韧带（a）（解剖图）

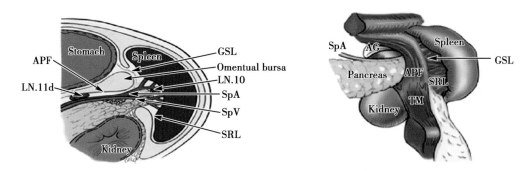

图 6-7　脾肾韧带与胃脾韧带相互延续

## （二）Toldt 间隙与肾前筋膜（Gerota 筋膜）

Toldt 间隙为位于胰腺后筋膜与肾前筋膜之间一个边界完整、分布广泛的无血管平面图，其后方为覆盖左肾上腺、左肾和肾血管的肾前筋膜，前方为胰体和胰尾的后面，前下方与横结肠系膜间隙相通（图 6-8）。

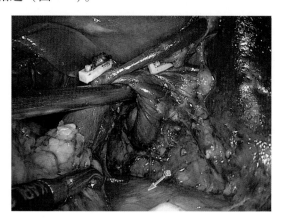

图 6-8　肾前筋膜（a）

## 二、与脾门区域淋巴结清扫相关动脉解剖

### （一）脾动脉

脾动脉发自腹腔干，沿胰腺上缘迂曲左行，途中发出进入胰腺的胰大动脉、胰尾动脉和数根分布于胰腺实质的小动脉；向胃后壁及胃大弯分出胃后动脉、胃短动脉和胃网膜左动脉（图 6-9 ~ 图 6-11）。

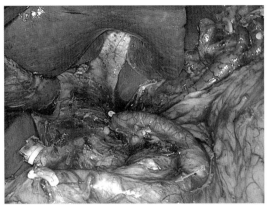

图 6-9　脾动脉（a）

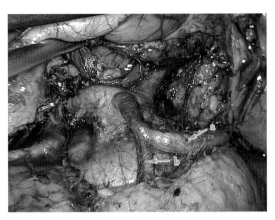

图 6-10　脾动脉（a）
发出胰背动脉（b）

### （二）脾动脉的走行与胰腺的关系

脾动脉的走行与胰腺有密切的关系，根据笔者对 319 例行腹腔镜保脾脾门淋巴结清扫患者的资料统计，常见的有四种类型：

1. I 型　脾动脉自腹腔动脉发出后，沿胰腺上缘走行至脾门，有 87 例，占 27.2%（图 6-12 ~ 图 6-14）。

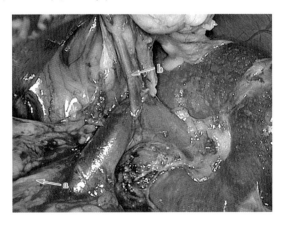

图 6-11　脾动脉（a）于入脾前发出
胃网膜左动脉（b）

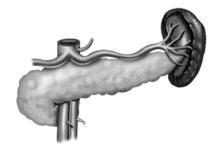

图 6-12　I 型，脾动脉（示意图）

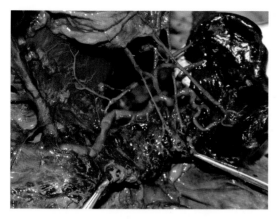

图 6-13　I型，脾动脉（解剖图）

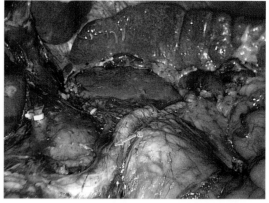

图 6-14　I型，脾动脉（a）

2. Ⅱ型　脾动脉在走行中间 1/2 段位于胰腺后面或胰腺内，有 213 例，占 66.8%（图 6-15，图 6-16）。

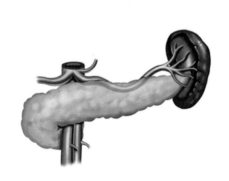

图 6-15　Ⅱ型，脾动脉（示意图）

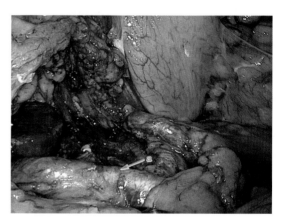

图 6-16　Ⅱ型，脾动脉（a）

3. Ⅲ型　脾动脉走行的远端 1/2 段位于胰腺后面或是胰腺内，有 13 例，占 4.1%（图 6-17，图 6-18）。

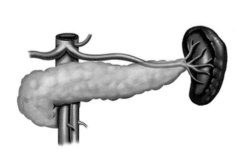

图 6-17　Ⅲ型，脾动脉（示意图）

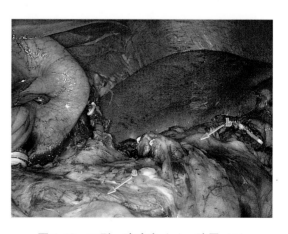

图 6-18　Ⅲ型，脾动脉（a）、胰尾（b）

4. Ⅳ型　脾动脉远端 3/4 全部位于胰腺后面或是胰腺内，有 6 例，占 1.9%（图 6-19，图 6-20）。

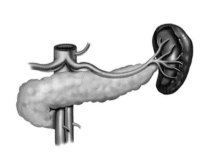

图 6-19　Ⅳ型，脾动脉（示意图）

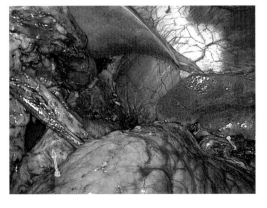

图 6-20　Ⅳ型，脾动脉（a）

**（三）脾动脉的分支**

1. 脾叶动脉　即脾动脉在脾门处发出终末支，在解剖学上分为四型，根据笔者对 319 例患者的统计：

（1）一支型：脾动脉在脾门处呈单干弓形，弯曲进入脾实质内，该型较少见，有 22 例，占 6.9%（图 6-21，图 6-22）。

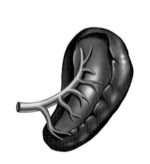

图 6-21　一支型（示意图）

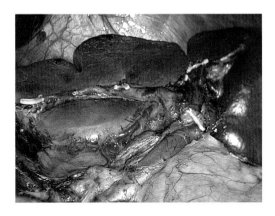

图 6-22　一支型

（2）二支型：脾动脉在脾门处分出脾上叶动脉和脾下叶动脉，此型常见，有 252 例，占 79.0%（图 6-23 ~ 图 6-25）。

（3）三支型：脾动脉在脾门处分出脾上叶动脉、脾中叶动脉和脾下叶动脉，有 43 例，占 13.5%（图 6-26、图 6-27）。

（4）多支型：脾动脉在脾门处分出 4 ~ 7 支脾叶动脉进入脾脏，该型罕见，仅有 2 例，占 0.6%（图 6-28，图 6-29）。

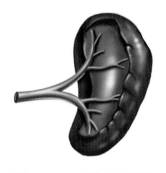

图 6-23　二支型（示意图）

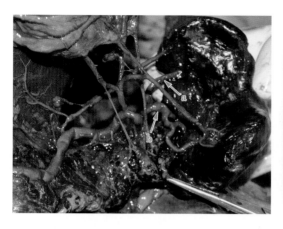

图 6-24　二支型脾上叶动脉
（a）和脾下叶动脉（b）（解剖图）

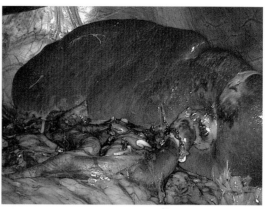

图 6-25　二支型

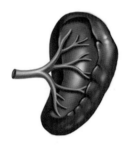

图 6-26　三支型（示意图）

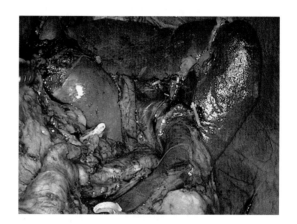

图 6-27　三支型

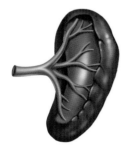

图 6-28　多支型（示意图）

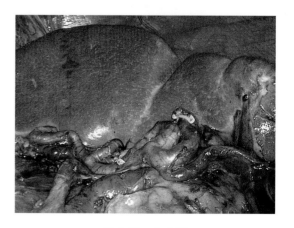

图 6-29　多支型

2. 脾极动脉　是指不经过脾门直接进入脾上极和（或）脾下极的动脉。脾上极动脉绝大多数起始于脾动脉干，极少数起始于脾叶动脉。脾下极动脉大多数起自胃网膜左动脉或脾下叶动脉，少数起自脾动脉干。笔者 319 例患者的统计中，有 53 例发现脾上极动脉，发生率为 16.6%；仅有 16 例出现脾下极动脉，发生率为 5.0%（图 6-30 ~ 图 6-33）。

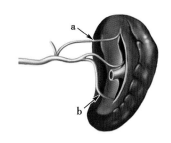

图 6-30　脾上极（a）、下极（b）
动脉（示意图）

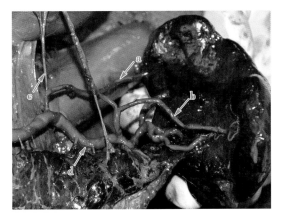

图 6-31　脾上极（a）动脉、脾下极（b）
动脉、胃后动脉（c）、脾动脉（d）（解剖图）

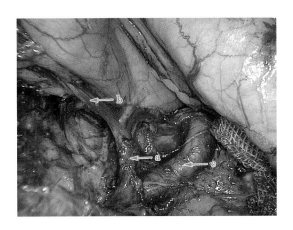

图 6-32　脾上极动脉
（a）、胃后动脉（b）、脾动脉（c）

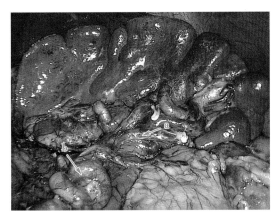

图 6-33　脾下极动脉
（a）发自脾动脉（b）

3. 胃网膜左动脉　是脾动脉，脾下叶动脉或脾动脉下极动脉的分支，胃网膜左动脉发出后，在胃脾韧带进入大网膜的前两层之间，由左向右沿胃大弯走行，沿途发出数条分支至胃前壁、后壁及大网膜，并与胃网膜右动脉形成胃大弯动脉弓（图6-34 ~ 图 6-37）。

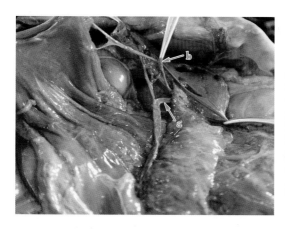

图 6-34　脾下叶动脉（a）发出胃网膜左动脉
（b）（解剖图）

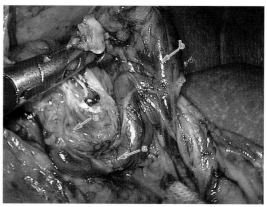

图 6-35　脾下叶动脉（a）发出胃网膜左动脉
（b），脾动脉（c）

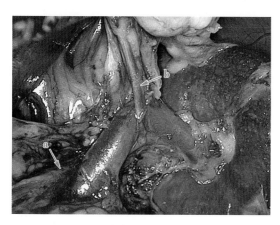

图 6-36　脾动脉（a）
发出胃网膜左动脉（b）

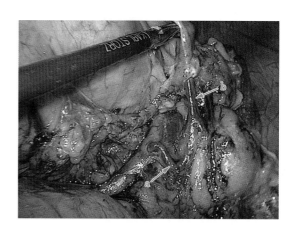

图 6-37　脾下极动脉
（a）发出胃网膜左动脉（b）

4. 胃短动脉　胃短动脉起自脾动脉主干或其分支，一般有 4~6 条，其中偶有个别分支起自胃网膜左动脉（图 6-38 ~ 图 6-41）。胃短动脉均在胃脾韧带内，分布于胃底部的外侧。胃短血管越靠近脾上极其长度越短，在行全胃切除术时应予以重视（图 6-42）。

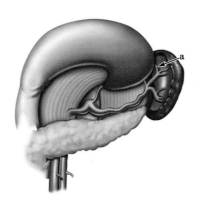

图 6-38　胃短动脉（a）（示意图）

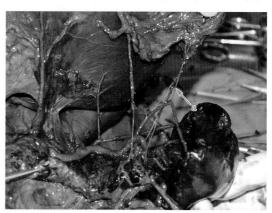

图 6-39　胃短动脉（a）（解剖图）

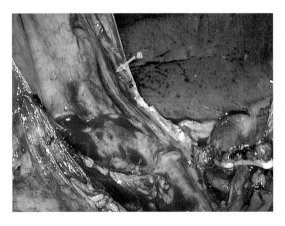

图 6-40　胃短动脉（a）
起自脾动脉主干或其分支

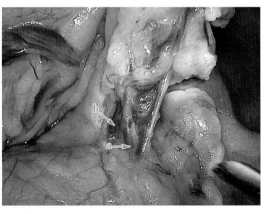

图 6-41　胃网膜左血管（a）
发出胃短血管（b）

5. 胃后动脉　胃后动脉在胃后壁处，起自脾动脉主干及其分支，大多数起自脾动脉主干（图 6-43，图 6-44），少数起自脾动脉上极支（图 6-45 ~ 图 6-47）。胃后动脉出现的几率约为 60.0% ~ 80.0%，于网膜囊后伴同名静脉上行。

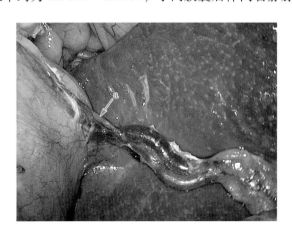

图 6-42　脾上极处胃短血管（a）较短，
胃底紧贴脾上极

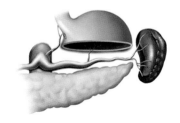

图 6-43　胃后动脉起自脾动脉主干

### （四）脾动脉终末支类型

根据脾叶血管发出点与脾门的距离将脾门区血管分为集中型和分散型。集中型的患者脾动脉常常在距脾门约 2cm 以内发出分支，脾动脉主干较长，脾叶动脉较短且集中（图 6-48，图 6-49）。分散型患者脾动脉发出分支处与脾门的距离一般大于 2cm，其脾叶动脉分支较长且直径较细，常常伴有脾极动脉（图 6-50，图 6-51）。笔者对 319 患者的统计中发现，集中型患者 205 例，占 64.3%，分散型有 114 例，占 35.7%。

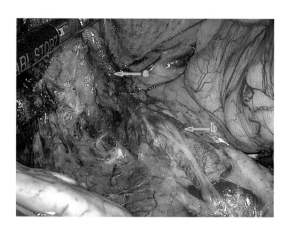

图 6-44　胃后动脉（a）起自脾动脉
（b）主干

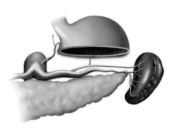

图 6-45　胃后动脉起
自脾上极动脉（示意图）

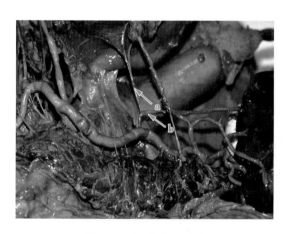

图 6-46　胃后动脉（a）
起自脾上极动脉（b）（解剖图）

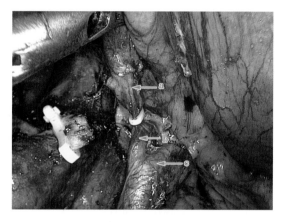

图 6-47　胃后动脉（a）
起自脾上极动脉（b），脾动脉（c）

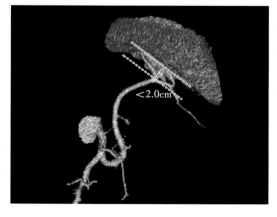

图 6-48　集中型脾动脉终末
支类型（3D-CT 重建）

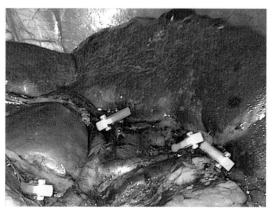

图 6-49　集中型脾动脉终末支类型

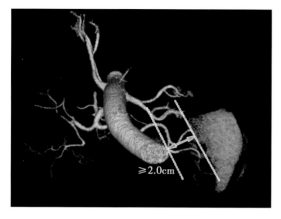
图 6-50 分散型脾动脉终末支类型（3D-CT 重建）

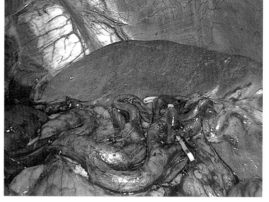
图 6-51 分散型脾动脉终末支类型

## 三、与脾门区域淋巴结清扫相关静脉解剖

### （一）胃网膜左静脉

与同名动脉伴行，汇入脾静脉（图 6-52）。

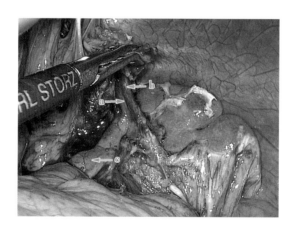
图 6-52 胃网膜左静脉（a）与同名动脉（b）伴行，汇入脾静脉（c）

### （二）脾静脉

由脾门处各脾叶静脉汇合而成，在行程中还接收脾极静脉、胰静脉支、胃短静脉和胃网膜左静脉以及肠系膜下静脉等血液。其常与脾动脉伴行，但不如动脉迂曲（图 6-53，图 6-54）。

## 四、与脾门区域淋巴结清扫相关淋巴结解剖

### （一）No. 4 淋巴结（大弯区淋巴结）

大弯区淋巴结根据伴行动脉不同，分别被命名为 3 个亚号。

1. No. 4d 淋巴结

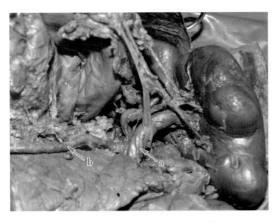

图 6-53　脾静脉（a）与脾动脉
（b）伴行（解剖图）

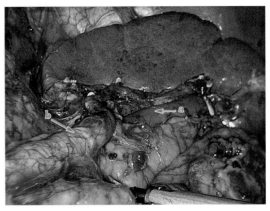

图 6-54　脾静脉（a）与脾动脉（b）伴行

（1）No.4d 淋巴结定义：位于大弯侧两层胃系膜之间，沿胃网膜右动脉分布的淋巴结。与 No.6 淋巴结的分界是胃网膜右动脉进入胃壁的第一支，该支血管右侧（包括该支血管）为 No.6 淋巴结，左侧为 No.4d 淋巴结（图 6-55，图 6-56）。

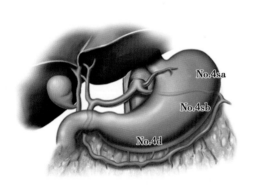

图 6-55　大弯区淋巴结分布范围

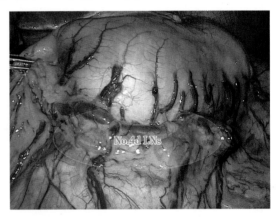

图 6-56　No.4d 淋巴结范围

（2）No.4d 淋巴结转移病例（图 6-57，图 6-58）

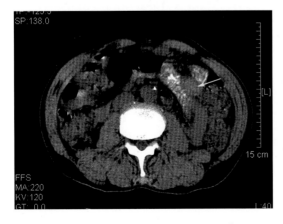

图 6-57　No.4d 淋巴结转移（CT 显像）

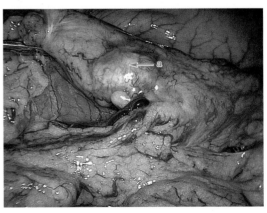

图 6-58　No.4d 淋巴结转移（a）

2. No.4sb 淋巴结

（1）No.4sb 淋巴结定义：位于大弯侧两层胃系膜之间，胃脾韧带内，沿胃网膜左动脉分布的淋巴结。与 No.10 淋巴结的分界是胃网膜左动脉进入胃壁的第一支，分布于该分支血管远端（包括该支血管）的淋巴结属 No.4sb 淋巴结，该分支血管近端、脾门区的淋巴结属 No.10 淋巴结（图 6-59）。

（2）No.4sb 淋巴结转移病例（图 6-60 ~ 图 6-62）

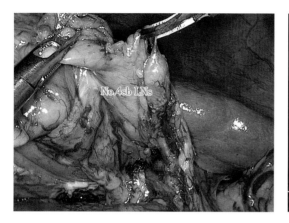

图 6-59　No.4sb 淋巴结范围

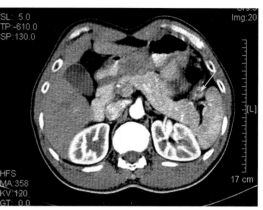

图 6-60　No.4sb 淋巴结转移（CT 显像）

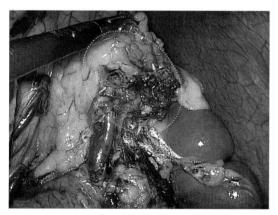

图 6-61　No.4sb 淋巴结转移

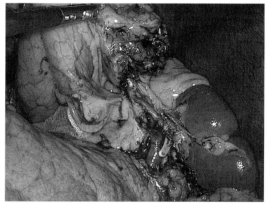

图 6-62　No.4sb 淋巴结转移（清扫后）

3. No.4sa 淋巴结

（1）No.4sa 淋巴结定义：位于胃大弯侧两层胃系膜之间的胃壁上，沿胃短动脉分布的淋巴结（图 6-63）

（2）No.4sa 淋巴结转移病例（图 6-64）

**（二）No.10 淋巴结**（脾门淋巴结）

1. No.10 淋巴结定义　位于脾门处，沿离开胰尾至进入脾的血管分布的淋巴结，与 No.11 淋巴结的分界是胰尾部末端（图 6-65，图 6-66）。

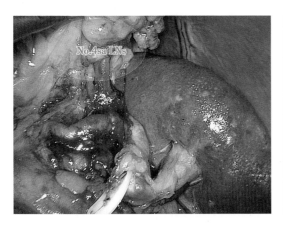

图 6-63 No.4sa 淋巴结范围

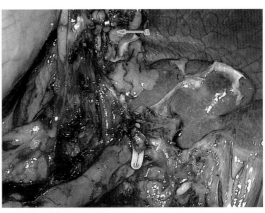

图 6-64 No.4sa 淋巴结 （a）

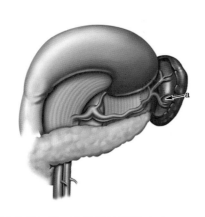

图 6-65 No.10 淋巴结范围 （a）

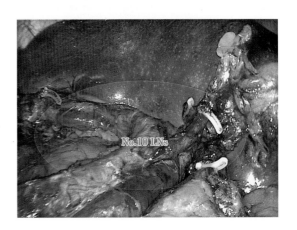

图 6-66 No.10 淋巴结范围

2. No.10 淋巴结转移病例 （图 6-67 ~ 图 6-69）

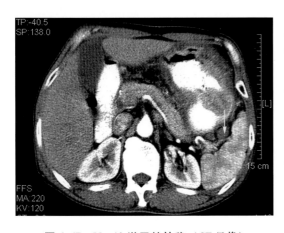

图 6-67 No.10 淋巴结转移 （CT 显像）

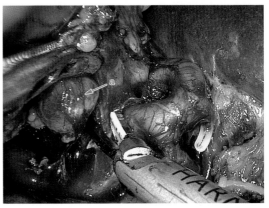

图 6-68 No.10 淋巴结转移 （a）

（三） No.11 淋巴结 （脾动脉干淋巴结）

1. No.11 淋巴结定义 沿脾动脉干分布，包括该区域胰腺后面的淋巴结。基于淋巴流向及临床需要，又将 No. 11 淋巴结以脾动脉中点为界分成两个亚号，靠近腹腔动脉的半侧定为 No. 11p 淋巴结，靠近脾门的半侧定为 No. 11d 淋巴结（图 6-70，图 6-71）。

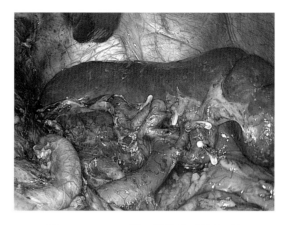

图 6-69　No. 10 淋巴结转移（清扫后）

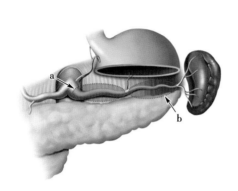

图 6-70　No. 11 淋巴结范围：No. 11p 淋巴结（a）、No. 11d 淋巴结（b）

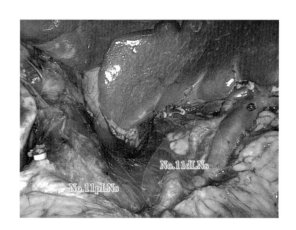

图 6-71　No. 11 淋巴结范围

2. No. 11 淋巴结转移病例（图 6-72，图 6-73）

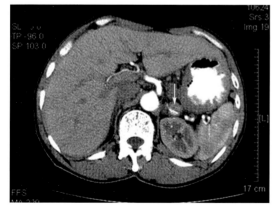

图 6-72　No. 11 淋巴结转移（CT 显像）

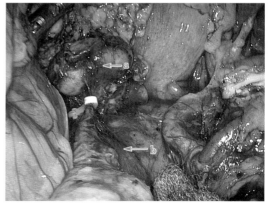

图 6-73　No. 11 淋巴结转移（a），脾动脉（b）

## 第三节 腹腔镜胃癌脾门区域淋巴结清扫步骤

脾门区域的淋巴结包括 No.4sb、10 和 11d 淋巴结。在实际操作过程中，笔者总结出一整套行之有效的针对腹腔镜原位脾门淋巴结清扫术的手术操作流程，称之为"黄氏三步法"[17]。第一步为脾下极区域淋巴结清扫，第二步为脾动脉干区域淋巴结清扫，第三步为脾上极区域淋巴结清扫。

### 一、手术入路

对于脾门淋巴结的清扫笔者采用的是经左侧入路[17,18]，即在胰尾部上缘分离胰腺被膜进入胰后间隙显露脾血管主干末端作为合理的操作入路（图 6-74）[19,20]。脾脏位置较固定，患者的头高脚低右倾体位，借助胃与网膜本身的重力作用可使脾门区暴露更充分，术者位于患者两腿间，使脾门淋巴结清扫过程中主刀的右手操作更加灵活、方便。在脾门区域淋巴结清扫过程中，笔者没有首先离断胃脾韧带，这样的优点在于使助手可以充分牵拉胃脾韧带来暴露脾门[21]，并保持良好的张力，有利于主刀对脾门区血管进行解剖分离，并且一旦损伤脾血管或脾脏出血也方便主刀迅速止血。同时，从根部离断胃网膜左及胃短血管等，由脾叶动脉向脾动脉方向清扫 No.10、No.11d 淋巴结，使脾门区淋巴结

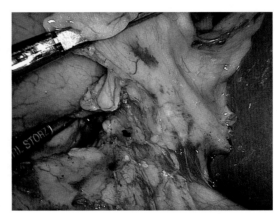

图 6-74 经左侧入路，于胰尾上缘显露脾血管末端

同胃切除的标本一并切除，符合肿瘤整块切除的原则。

### 二、暴露方式

与脾门区淋巴结清扫的"黄氏三步法"手术操作流程相对应，助手的暴露方式也主要分为三步。第一步，清扫脾下极区域淋巴结：助手将已游离的网膜组织置于右上腹及胃前壁，左手向上提起胃脾韧带起始部，术者用小纱布向左下方轻轻按压胰体尾部下缘，显露脾下极区域（图 6-75）；第二步，清扫脾动脉干区域淋巴结：助手将游离的大网膜及部分胃脾韧带置于胃前壁与肝下缘之间，左手牵拉胃底大弯侧后壁向右上方翻转并紧张余下的胃脾韧带，主刀左手下压胰体部进一步显露胰后间隙的脾动脉区域（图 6-76）；第三步，清扫脾上极区域淋巴结：助手左手钳夹胃底大弯侧并向右下方牵引，主刀左手下压脾门处血管，充分显露脾上极区域（图 6-77）。在操作过程中，助手右手同样可以采用挑、顶、夹、推、挡等方式协助主刀完成脾门淋巴结的清扫。

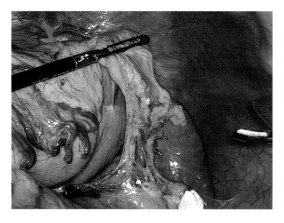

图 6-75　第一步：显露脾下极区域

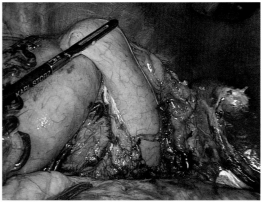

图 6-76　第二步：显露脾动脉干区域

## 三、手术步骤

　　第一步，脾下极区域淋巴结清扫：超声刀沿横结肠上缘向左分离大网膜至结肠脾曲（图 6-78），而后紧贴胰腺固有筋膜前方沿着胰腺的走行方向剥离胰腺被膜至胰尾上缘（图 6-79）。超声刀在胰尾前方循筋膜延续方向打开胰腺前筋膜进入胰腺上缘的胰后间隙，接着沿胰后间隙进入脾肾韧带与胃脾韧带相延续的间隙，并于胃脾韧带的起始部显露脾血管主干末端（图 6-80），随后循脾血管末端分离进一步显露脾下叶血管或脾下极血管（图 6-81）。助手右手提起

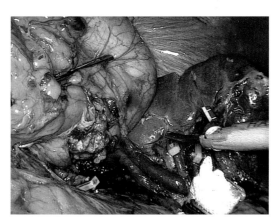

图 6-77　第三步：显露脾上极区域

该血管表面的脂肪淋巴组织，超声刀非功能面紧贴血管向远端分离，直至脾门处（图 6-82）。在分离过程中，一般于脾下极附近的脾下叶动脉或脾下极动脉可显露胃网膜左血管根部（图 6-83）。助手提起胃网膜左血管根部周围的脂肪结缔组织，超声刀沿着该血管表面的解剖间隙将其裸化（图 6-84，图 6-85），并于该血管根部上血管夹后离断（图 6-86），完成 No.4sb 淋巴结的清扫。此时，助手提起脾叶血管表面的脂肪结缔组织，超声刀继续沿脾叶血管表面的解剖间隙小心、细致地往脾门方向钝、锐性分离。分离过程中，可能遇到从脾叶血管发出的 1～2 支胃短血管（图 6-87）。助手轻轻提起胃短血管，超声刀细致地分离胃短血管周围的脂肪淋巴组织，裸化胃短血管后（图 6-88），于其根部上血管夹并予离断（图 6-89）。

　　对于行远端胃大部切除术的患者，胃网膜左血管离断后只需继续向上离断 1～2 支胃短血管即可。然后把胃放回原位，助手将胃体大弯侧中部的大网膜组织向上提起，主刀将胃后壁向下牵引以张紧该处大网膜，超声刀于无血管区切开胃大弯侧的大

网膜（图 6-90），紧贴胃大弯分离大弯侧网膜及其血管分支（图 6-91），完成胃大弯侧的裸化（图 6-92）。

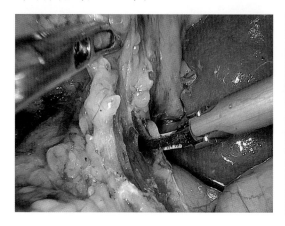

图 6-78　分离大网膜至结肠脾曲

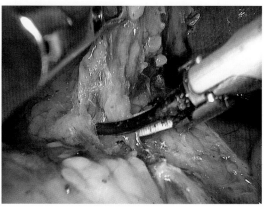

图 6-79　剥离胰腺被膜至胰尾上缘

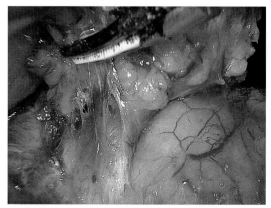

图 6-80　于胰后间隙显露脾血管主干末端

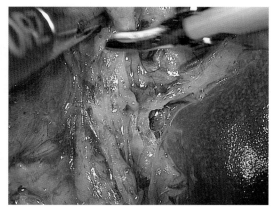

图 6-81　显露脾下极血管

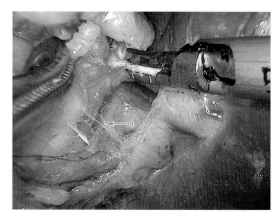

图 6-82　分离脾下叶血管（a）至脾门处

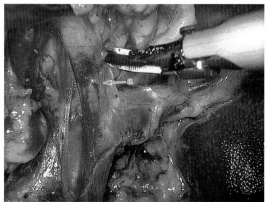

图 6-83　显露胃网膜左血管根部（a）

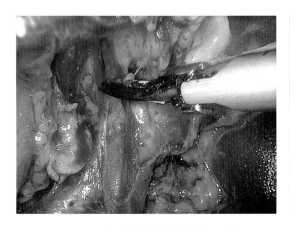

图 6-84 沿着胃网膜左血管表面的
解剖间隙将其裸化

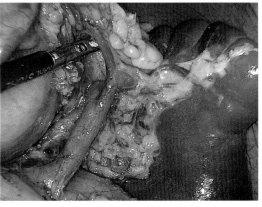

图 6-85 助手提起已经裸化的
胃网膜左血管

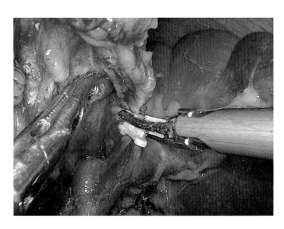

图 6-86 于根部离断胃网膜左血管

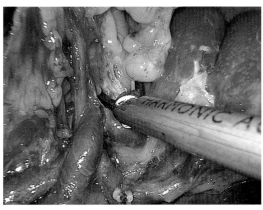

图 6-87 显露第一支胃短血管

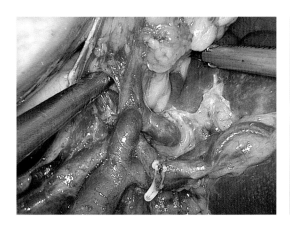

图 6-88 第一支胃短血管裸化后

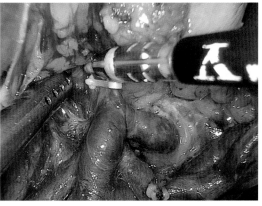

图 6-89 离断第一支胃短血管

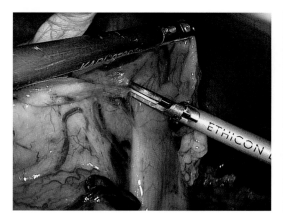

图 6-90　张紧大弯侧大网膜，
超声刀于无血管区切开大网膜

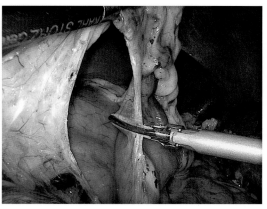

图 6-91　紧贴胃壁裸化大弯侧

　　第二步，脾动脉干区域淋巴结清扫：助手右手将脾动脉表面已经分离的淋巴脂肪组织向上方提拉，超声刀从脾动脉主干往脾门方向，沿脾动脉表面的解剖间隙裸化脾动脉干至脾叶动脉的分支处，清扫脾动脉远侧端周围的脂肪淋巴组织（图 6-93）。此时，常常会遇到由脾动脉发出的胃后血管，助手夹住胃后血管向上方牵引，超声刀紧贴脾动脉主干分离胃后血管周围的脂肪淋巴结组织（图 6-94），于其根部上血管夹离断（图 6-95），完成No. 11d 淋巴结的清扫。

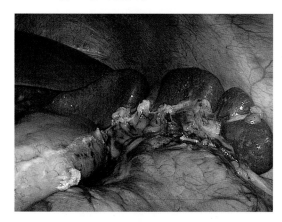

图 6-92　胃大弯侧裸化后

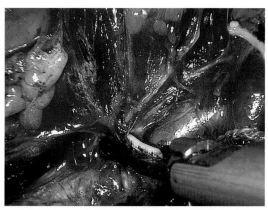

图 6-93　清扫脾动脉远侧端淋巴结

　　第三步，脾上极区域淋巴结清扫：助手轻轻地提起胃脾韧带内脾血管分支表面的脂肪淋巴组织，超声刀非功能面紧贴着脾叶动脉及脾叶静脉表面的解剖间隙，小心、细致地钝、锐性交替推、剥及切割分离（图 6-96，图 6-97），将脾上极区域各血管分支完全裸化。此时，常有 1~3 支胃短动脉由脾叶动脉发出（图 6-98），走行在胃脾韧带内。助手应夹住胃短血管向上方牵引，超声刀紧贴胃短血管根部细致地解剖其周围脂肪淋巴组织，于根部上血管夹后予以离断（图 6-99）。通常位于脾上极的最后一支的胃短血管很短（图 6-100），使胃底紧贴脾门，若牵拉不当易被撕裂出血。此时，助手应往右上方适当牵拉胃底充分暴露该支血管，主刀仔细分离其周围的脂肪结缔组织后于根部上血管夹并予以离断（图 6-101）。

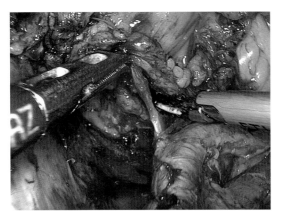

图 6-94　显露并裸化胃后血管

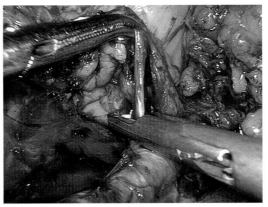

图 6-95　于根部离断胃后血管

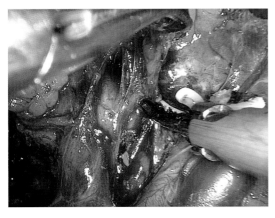

图 6-96　脾上极区域沿脾叶血管锐性剥离

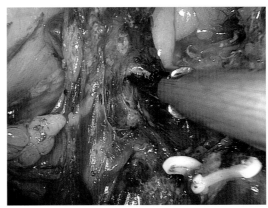

图 6-97　脾上极区域沿脾叶血管钝性剥离

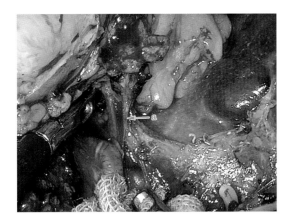

图 6-98　第三支胃短血管（a）裸化后

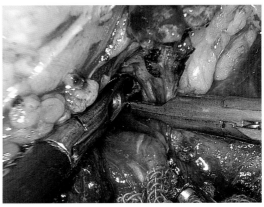

图 6-99　于根部离断第三支胃短血管

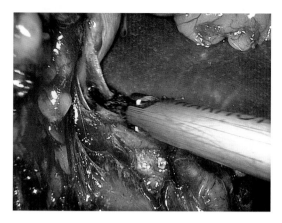

图 6-100　分离显露脾上极最后一支胃短血管

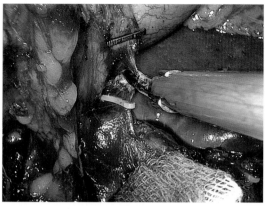

图 6-101　于根部离断脾上极最后一支胃短血管

　　当胰尾位于脾下极并与脾门具有一定距离时，可以行脾门后方淋巴结清扫。助手左手以无损伤抓钳向腹侧提起脾叶血管，右手提起脾门后方的脂肪淋巴组织，主刀左手下压 Gerota 筋膜，超声刀沿 Gerota 筋膜表面分离脾门后方脂肪淋巴组织，并于脾血管的下方将该处淋巴结完整清扫（图 6-102，图 6-103）。此处应注意清扫时超声刀分离平面不要超过 Gerota 筋膜以免引起出血。在清扫 No. 10 淋巴结过程中须注意脾叶动脉分支数的变异，操作时避免损伤引起出血。至此完成脾门区 No. 10，No. 11d 淋巴结清扫（图 6-104，视频 5）。

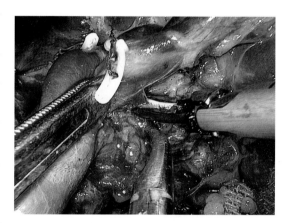

图 6-102　沿 Gerota 筋膜表面清扫脾血管后方淋巴结

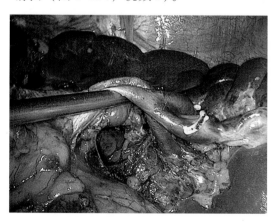

图 6-103　脾血管后方淋巴结清扫后

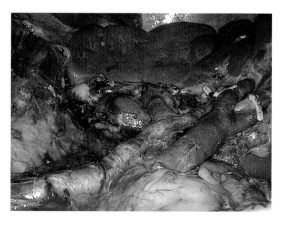

图 6-104　脾门区 No. 10，No. 11d 淋巴结清扫后

视频 5　腹腔镜胃癌脾门区域淋巴结清扫术

## 第四节　脾门区域淋巴结清扫中手术技巧

### 一、分离过程中手术技巧

　　腹腔镜原位脾门淋巴结清扫手术操作难度较大，其原因主要有以下几点：①脾门区位置深在，毗邻脏器多，操作空间狭小。②脾血管走行迂曲多变且分支类型复杂，腹腔镜下清扫该区域的淋巴结时容易造成脾门区血管或脾实质的损伤而造成难以控制的出血；尤其是高 BMI 患者，脾门区常覆盖较多的脂肪淋巴组织，使手术视野暴露更加困难，淋巴结清扫难度增加。③脾脏常有网膜粘连，粘连附着点脾脏包膜易被撕裂，而脾实质质地较脆，损伤后出血多且不易止血。因此，腹腔镜原位脾门淋巴结清扫术技术要求较高，应由具备丰富开腹手术经验和娴熟腹腔镜手术技巧的外科医生开展。

　　腹腔镜脾门淋巴结清扫术与其他腹腔镜手术一样都需要经历一个循序渐进的过程才能达到稳定熟练的程度，此过程即腹腔镜手术的最初学习阶段，称之为学习曲线，通常以初学者的手术技术达到相对稳定所需的手术例数来衡量。当达到一定的手术数量时，手术操作技巧上会有明显的提高，达到稳定的平台期，即顺利地跨越了学习曲线。笔者[22]以手术时间、出血量、中转开腹率、并发症发生率、术后恢复进食时间、术后住院天数等方面作为学习曲线的评价指标，发现在具备熟练腹腔镜胃癌手术技巧的基础上，经过约 40 例的腹腔镜原位脾门淋巴结清扫术后，术者可基本达到稳定熟练的程度。以下几个方面可能有助于缩短学习曲线：①稳定默契的团队协作在腹腔镜原位脾门淋巴结清扫术中占据重要地位；②术者均应具备一定的腹腔镜胃癌手术经验；③在学习曲线的早期，可以选择全身情况好、年龄轻、并发症少、肿瘤较小、体形较瘦的患者作为最初学习阶段的经验积累，以降低手术操作的风险，增加手术医生的信心，顺利地跨越学习曲线；④要善于总结经验和吸取教训，摸索适合自己的操作体位和解剖入路，逐步形成相对稳定的手术步骤。

由于主刀和助手的四把器械均朝向左上腹狭小区域，彼此之间夹角小，容易导致器械遮挡观察方向，即"筷子效应"。此时扶镜手可通过旋转光纤与镜头，适时调整观察角度，以获得最佳手术视野。

开始清扫此区域淋巴结前，应先将胃体尽量下推至右下方，再将大网膜翻转推送置于胃的前壁上方，让胃体和大网膜在手术操作过程中不容易遮挡视野。部分患者存在网膜组织与脾粘连的情况（图6-105），此时助手应注意牵拉组织的力度和角度，避免用力不当造成脾脏撕裂引起出血（图6-106）。因此，在进行淋巴结清扫之前应先将脾胃韧带的粘连松解（图6-107）。

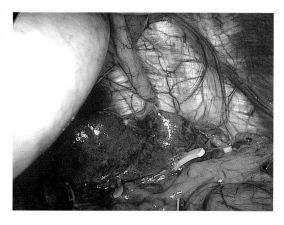

图 6-105　网膜与脾粘连

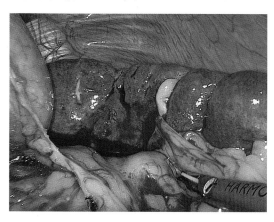

图 6-106　脾粘连因牵拉力度过大
导致脾被膜撕裂出血

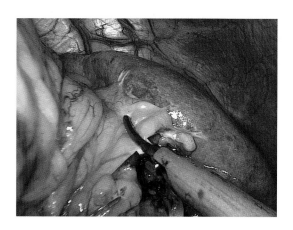

图 6-107　将脾粘连松解后
再行进一步操作

在脾门区淋巴结清扫手术入路的选择上，有的学者采用中间入路的手术方式：术者站在患者的右边，在剑突下方需多置入一个 Trocar，超声刀由脾动脉根部开始向远端进行 No. 11p、11d、10 淋巴结清扫。该手术入路要求术中将胃短血管先离断后再进行脾门区淋巴结清扫，这样操作方式适合主刀位于右侧的操作[18]。也有的学者采用胰后入路的手术方式：术者立于患者左侧，助手站在患者右侧，先离断脾胃韧带、胃网膜左及胃短血管，游离胰腺下缘、进入胰后间隙，在胰后间隙游离脾静脉、脾动脉，清扫脾门区淋巴结[21]。笔者认为，上述手术入路要求主刀首先离断胃短血管后移除全胃标本以得到较好的术野暴露，不符合肿瘤的整块切除原则，而且当脾门区有淋巴结转移时，由于缺乏胃底后壁及胃脾韧带的有效牵拉，不利于解剖层面的显露和转移淋巴结的清扫。为此笔者采取沿着胰尾上缘进入胰后间隙的手术入路，并称之为"左侧入路"[16]。该入路沿着胰尾进入胰后间隙，在根部离断胃短血管等，将脾门区淋巴结同胃肿瘤整块切除，符合肿瘤根治原则，同时手术过程助手可以借助胃脾韧带进行牵拉暴露，有利于手术区域局部张力的保持。

腹腔镜保脾脾门淋巴结清扫术的手术步骤笔者总结为"黄氏三步法"，该手术方法的成功施行，是主刀、助手和扶镜手密切配合的结果，其降低了腹腔镜下保脾的脾门淋巴结清扫术的难度，使腹腔镜下常规对进展期胃上部癌进行脾门淋巴结清扫成为可能，进一步推动腹腔镜技术在胃癌中的运用。

熟识脾门区解剖是腹腔镜脾门淋巴结清扫术的基础，初学者在进行血管裸化和淋巴结清扫等操作时容易迷失方向感，进入错误的解剖层次导致副损伤的发生。通过脾门区尸体及活体的相关解剖研究，笔者发现[20]，胰腺前后筋膜、横结肠系膜前叶、胃脾韧带、脾肾韧带均衍化自胚胎期胃背系膜，虽然解剖形态差异较大，但系膜之间是相互延续的，它们之间的潜在间隙也是相互延伸贯通的，其间的疏松结缔组织彼此相连，容许恶性或炎性病变沿其扩散、蔓延，而包括淋巴结，淋巴管在内的整个淋巴系统均位于系膜内与血管伴行。由于在解剖来源上相互关联，可以将胃背系膜两叶之间的间隙作为脾门淋巴结清扫引导游离方向和操作范围的外科平面。脾门淋巴结清扫术不仅要清除相应的淋巴结，还应连同相关的系膜进行"整块切除"，这样才能有效防止胃癌微转移导致的癌残留，达到真正的根治效果。在胰尾前方循筋膜延续的方向打开胰腺前筋膜后可以沿胰腺前筋膜后方的胰后间隙进入脾肾韧带间隙内，并且此间隙逐渐加大，循此间隙剥离可显露脾下极血管或脾下叶血管（图6-108）。因此，笔者首先充分剥离横结肠系膜前叶及胰腺前筋膜后进入胰后间隙显露脾下极血管及部分脾血管主干，而后循筋膜走向分离脾肾韧带及胃脾韧带从而完全显露脾动脉全程及其各级分支，之后紧贴血管间隙清扫脾动脉旁淋巴结和脾门淋巴结便可得心应手。而起支持营养作用的相应血管和淋巴系统不论是否存在个体差异与变异，也必然走行于这些潜在间隙内。笔者在腹腔镜下的清扫过程中可以更清晰的辨认胃周相关筋膜、筋膜间隙、血管及其分支，可以轻松地全程显露脾血管及其各级分支来顺利、高效地完成精确的脾动脉旁及脾门淋巴结的清扫，减少术中意外出血和脾脏及胰腺的损伤。笔者总结循经膜间隙手术患者与行经典手术患者的资料显示[20]，在手术总时间、脾门区淋巴结清扫时间、术中出血量、脾门区出血量等方面，循筋膜手术组均优于经典手术组，而在并发症发生率方面循筋膜手术组略小于经典手术组，且无胰瘘、乳糜漏等腹腔脏器损伤病例。两组均无中转开腹

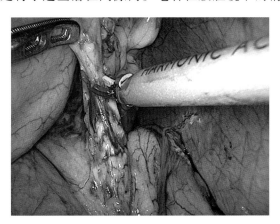

**图6-108 循脾肾韧带间隙进行剥离<br>可显露脾下极血管**

者，无因术中损伤脾血管或脾实质而行脾切除者。循筋膜及筋膜间隙的手术技巧为术者提供安全、序贯的解剖平面，其能够在手术全过程中对血管裸化和淋巴结清扫等大部分操作起到引导方向作用，进而减少盲目性的探查而缩短手术时间及术中出血。因此，在"黄氏三步法"的基础上，笔者认为循筋膜及筋膜间隙行腹腔镜保脾脾门淋巴结清扫术降低了该术式的难度及风险，从而使术者易于掌握，促进其在进展期胃上部癌D2根治术中的应用和推广。

## 二、邻近组织和器官损伤预防

脾脏缺血多为术中误切断脾脏供血分支所致，尤其是在清扫脾动脉干远端部分时，由脾动脉干发出的脾上极血管常被向上牵拉而似胃后血管（图 6-109）。在离断此区域血管分支前应注意辨别，无法判断时，应先予以保留，继续向远端游离、裸化，明确其走行，切忌盲目离断血管。若手术出现脾脏局部缺血，如果缺血范围不超过50.0%，可不需行脾切除术。若缺血范围较大，应注意观察是否误断脾动脉或脾静脉，若发现脾脏血供障碍时应当机立断行脾脏切除术。有时，在淋巴结清扫过程中长时间压迫脾血管主干也会导致整个脾脏缺血而发生颜色改变，此时在终止压迫后，脾脏缺血可逐渐恢复。如果较长时间没有恢复，可行术中脾脏超声检查观察脾血供情况。

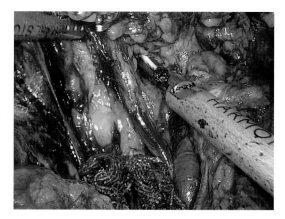

**图 6-109  脾动脉干发出的脾上极血管常被向上牵拉而似胃后血管**

脾脏与胰尾的关系亦十分密切，50.0% 的人胰尾距脾门仅 1 cm 左右；约 30.0% 的人胰尾与脾门直接接触，其中 49.5% 的人胰尾紧靠脾门中央，42.5% 的人胰尾紧贴脾下极，8.3% 的人胰尾紧贴脾脏的上极（图 6-110 ～ 图 6-112）。因此，在清扫脾门区血管后方的淋巴结时，应该注意勿损伤胰尾。笔者认为，当胰尾位于脾下极区同时距离脾门一段距离的情况下，方能安全清扫脾门区血管后方的淋巴结。在脾门淋巴结清扫过程应在 Toldt 间隙进行，操作平面不宜过深，以免损伤 Gerota 筋膜引起出血（图 6-113，图 6-114）。

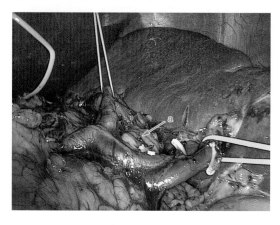

**图 6-110  胰尾（a）紧靠脾门中央**

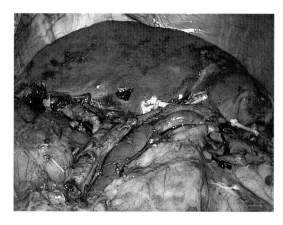

**图 6-111  胰尾紧靠脾下极**

另外，脾脏常常与网膜或周围的壁腹膜发生粘连，脾脏损伤多为脾包膜撕裂出血和超声刀的误损伤。助手牵拉胃体或大网膜时，需用力均匀，缓慢拖拉，若觉有阻力存在，切勿暴力，应寻找粘连的根部并松解。超声刀误损伤出血易发生在暴露不良，盲目分离的情况下。另外，超声刀分离组织时，始终将非功能面靠近脾实质也是避免损伤脾脏的重要因素。脾脏损伤出血的处理较为棘手，表面浅小的撕裂伤可导致较多的渗血，导致手术视野不清。此时，手术团队应该保持冷静，助手右手更换为吸引器，通过小流量吸力，吸净血块暴露出血点。主刀右手用超声刀夹持小纱布向脾实质方向垂直压迫出血点。损伤较小者，小纱布局部压迫常可奏效。损伤较大纱布压迫难以止血者，应果断更换为双极电凝钩（功率为 90～100W），采用喷凝模式，沿出血面平行喷凝，使出血脾实质焦化结痂黏附而止血（图 6-115）。

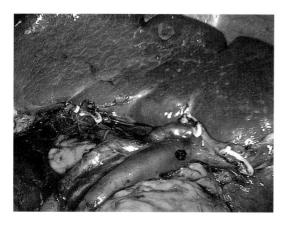

图 6-112　胰尾紧靠脾上极

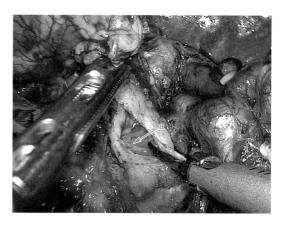

图 6-113　操作平面过深，
于 Gerota 筋膜下方，易损伤左肾（a）

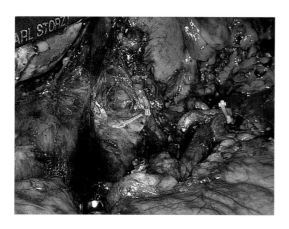

图 6-114　应区分淋巴脂肪组织与肾上腺，
以免损伤肾上腺（a）

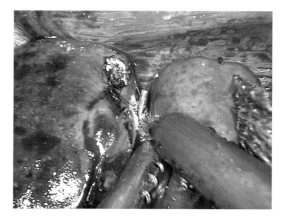

图 6-115　沿出血面平行喷凝

## 三、血管损伤预防

解剖暴露胃网膜左血管根部是脾门区域淋巴结清扫的起始点，也是手术过程中的难点和关键点。由于网膜左血管可发自脾下叶血管或脾下极血管等分支，当助手将脾胃韧带向上提拉时，有可能把脾下叶血管或脾下极血管向上提起，形似胃网膜左血管。在无法明确相应血管时，不宜盲目予以离断，应充分暴露胰尾上缘的胰后间隙，沿已显露的血管向远端分离进一步裸化该血管至明确其走行。通常情况应显露入脾血管后再于根部离断胃网膜左血管，以免误断脾叶血管引起脾缺血（图 6-116，图 6-117）。行远侧胃大部切除术时，离断胃网膜左血管后，应继续向上离断 1~2 支胃短血管（图 6-118），而后裸化胃大弯。在裸化胃大弯时，可从胃大弯中部开始，先用超声刀在无血管区打开一个操作孔，以利于超声刀裸化胃大弯时能够完全夹闭大弯侧血管（图 6-119，图 6-120）。

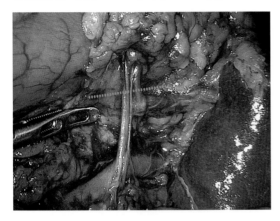

图 6-116　暴露胃网膜左血管根部，于绿色虚线平面以上离断胃网膜左血管

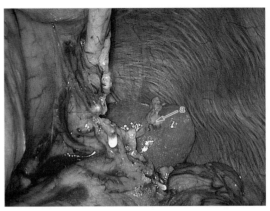

图 6-117　脾下极支血管被切断（a），脾下极缺血

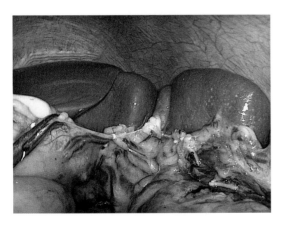

图 6-118　胃网膜左血管离断后继续向胃底大弯侧离断 1~2 支胃短血管

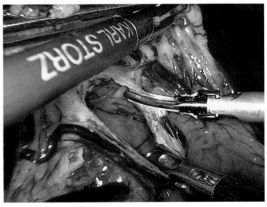

图 6-119　超声刀于胃体大弯侧无血管区打开一个操作孔

　　虽然脾动脉的起始位置较固定（98.0% 左右起自腹腔动脉），但是部分患者自腹腔动脉发出后会走行于胰腺实质内，且与胰腺的关系又有较大变化。其中，Ⅰ型占大多数，此型脾动脉由于可以完全显露并游离整支脾血管，故血管周围的脂肪淋巴结组织较容易清扫。但是其他类型（Ⅱ、Ⅲ、Ⅳ型）均有部分脾动脉走行于胰腺组织内，清扫这些走行的脾动脉周围脂肪淋巴组织时，应注意其与胰腺实质的分界，切勿将胰腺组织当做淋巴结切

除，导致术中出血及术后胰漏等并发症的发生（图6-121）。脾动脉在行程中，随年龄的变化其形态也在变化，儿童期的脾动脉走行较直，成人皆有不同程度的迂曲，迂曲严重者，脾动脉可呈袢状。笔者曾遇到一例脾动脉走行过程中出现5个迂曲的患者。迂曲越多，脾动脉的裸化就越困难，操作过程中需特别注意辨别迂曲的血管与淋巴结间的间隙，注意勿将迂曲的脾动脉主干当做肿大的淋巴结予以切除，导致出血或脾脏缺血（图6-122）。

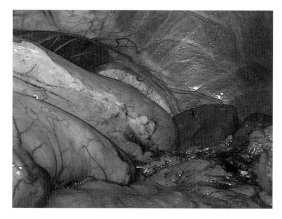

图 6-120　胃大弯裸化后

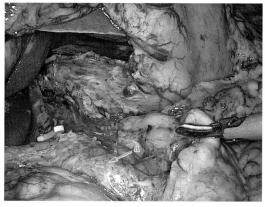

图 6-121　脾动脉（a）走行于胰腺实质内，应注意保护胰腺

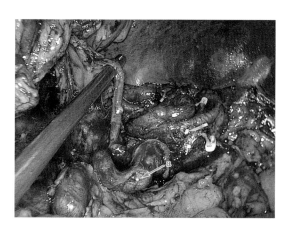

图 6-122　严重迂曲的脾动脉（a）

脾静脉常位于脾动脉的后内侧，在脾静脉壁表面清扫淋巴结时，主刀的动作要轻柔，尽量用超声刀直接切割，避免钝性分离，防止脾静脉撕裂出血。同时，还应尽量保持清扫下来的脂肪淋巴组织的连续性，以利于助手的提拉、暴露解剖间隙（图6-123，图6-124）。清扫脾血管后方的脂肪淋巴结组织时，助手左手肠钳轻轻抓持或挡推脾叶血管，右手牵拉淋巴结脂肪组织，可充分显露术野，主刀者将该区域淋巴脂肪组织向左下方牵拉，使手术操作区形成一定的张力，暴露出解剖间隙，便于主刀清除脾门后方的脂肪淋巴组织（图6-125，图6-126）。

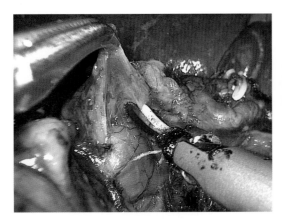

图 6-123　超声刀锐性分离静脉
表面的脂肪淋巴组织

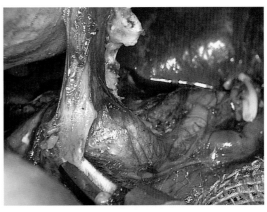

图 6-124　保持血管表面脂肪淋巴组织的连续性，
便于助手的牵拉暴露

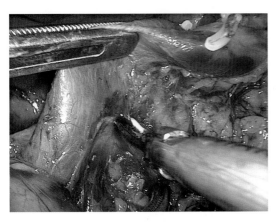

图 6-125　助手向上牵引血管，主刀向下牵引
脂肪淋巴组织，暴露解剖间隙

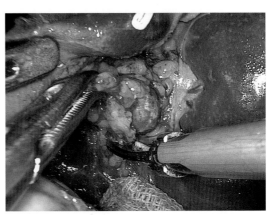

图 6-126　向外牵引脂肪淋巴组织，
并将超声刀非功能面紧贴脾脏表面操作

　　脾叶动脉的类型是影响脾门淋巴结清扫的重要因素，在清扫脾门区淋巴结时，血管误损伤的几率随着脾叶血管分支的增多而增大。在裸化脾叶动脉分支数多的患者时，常会误把迂曲游离的脾叶血管当做胃短血管或胃后血管切断而导致脾脏的缺血。但是对于一支型的患者，虽然脾叶血管紧贴脾门，只要沿着脾血管主干解剖分离即可较好的清扫脾门区淋巴结。但是由于其仅一支分支至支配脾脏血供，故一旦其损伤可引起脾缺血及坏死，对脾脏的影响反而较大。故在脾门淋巴结清扫过程中对于走向不太明确的血管应尽量向其远心端游离，先明确血管走行方向，再考虑是否可予以离断，切勿盲目的切断血管导致不必要的损伤。此外，在行脾门淋巴结清扫过程中，由于集中型的患者脾动脉主干较长，脾叶动脉较短且集中，故对脾动脉主干部分的裸化较容易，而且不容易误伤脾叶动脉，但是由于脾叶血管之间的间隙窄小，清扫脾叶血管间隙的淋巴结需更加仔细以避免血管的损伤。而分散型患者脾叶动脉分支细长，增加了脾门淋巴结清扫难度和血管损伤的风险。另外，在淋巴结清扫过程中，不能一次夹持太多组织，应采用步步为营的"蚕食法"切割分离，从而减少创面渗出。还应避免过度牵拉，使血管尚未完全凝闭即被拉断，造成难于控制的出血。

胃短血管也是脾门淋巴结清扫过程必须离断的血管之一，通常有 4~7 支。在暴露胃短血管时应分层分离胃脾韧带，先切开脾侧系膜，再切开内侧系膜（图 6-127，图 6-128），切忌用超声刀盲目夹持大量组织并离断，以免超声刀无法完全闭合血管引起出血。由于胃短血管起自脾叶动脉，故在裸化脾叶动脉的过程中，即可显露胃短血管，应在其根部予以离断。此时，胃短血管尚未出现分支及迂曲，其所需要离断的支数是最少的；越远离根部，胃短血管的分支增多，需要离断的血管及误损伤的几率越大（图 6-129，图 6-130）。有些患者胃网膜左血管与第一支胃短血管距离很近，在结扎胃网膜左血管时容易损伤胃短血管。此时主刀在给胃网膜左血管上血管夹时，助手可向外推开其后方组织，以免血管夹末端将胃短血管损伤。胃短血管越靠近脾上极其长度越短，尤其是最后一支胃短血管，通常很短，使得胃底紧贴脾脏。当淋巴结清扫至脾上极附近时，应该注意该支胃短血管的存在及特点，一方面应避免用力牵拉胃底，另一方面应将该血管裸化后离断，以免超声刀无法完全闭合血管引起出血（图 6-131，图 6-132）。部分患者脾上极血供由胃短血管供应，在离断胃短血管后可能会出现脾脏部分缺血（图 6-133）。

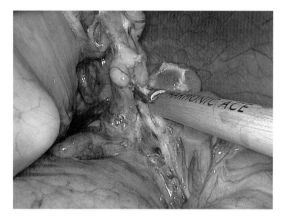

图 6-127 分离胃脾韧带：切开脾侧系膜

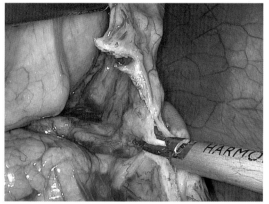

图 6-128 分离胃脾韧带：切开内侧系膜

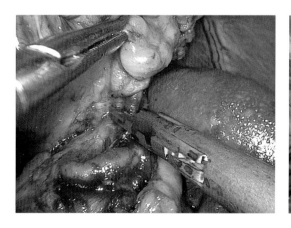

图 6-129 紧贴脾门区血管清扫淋巴结，在根部离断胃短血管

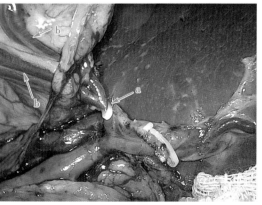

图 6-130 如果远离根部离断胃短血管（a），其已发出分支（b），需处理更多的血管

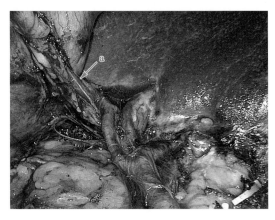

图 6-131 最后一支胃短血管（a）
较短，胃底紧靠脾脏

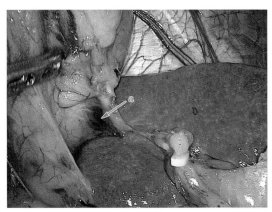

图 6-132 胃短静脉（a）
直接汇入脾上极

在清扫脾动脉干淋巴结时，应该注意胃后动脉的走行，此时要区分胃后血管和脾上极血管的走行。一般情况下，胃后血管常常是动静脉伴行，向胃壁方向支配胃底的血供，脾上极血管往往仅有动脉走行，不通过脾门血管区，径直走向脾上极。助手这时要上提胃体，主刀手下压胰腺，使胃后血管保持一定张力，便于主刀辨认及游离，当胃后动脉根部被裸化后应优先予以切断，以利于脾门区域的暴露（图 6-134）。

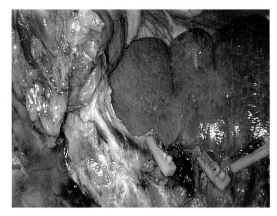

图 6-133 脾上极血供由胃短血管供应

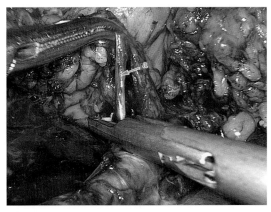

图 6-134 裸化并于根部结扎胃后动脉（a）

控制出血是脾门淋巴结清扫的难点之一，特别是对于肥胖的患者，其体内脂肪组织多，空间暴露困难。这时笔者常常采用的手术器械为：吸引器、小纱布、钛夹和血管夹等。助手左手抓钳向上提拉胃壁张紧脾胃韧带协助暴露，另一手持吸引器小流量间断吸引、暴露出血点。如果出血量较大，助手不能很好暴露出血点时，主刀迅速用较大的纱布压住出血点，暂时控制出血。助手用吸引器吸进出血后重新调整位置暴露出血点，主刀在出血点上、下分别予以钛夹结扎止血（图 6-135，图 6-136）。

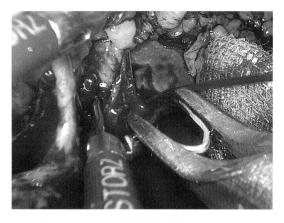

图 6-135　主刀用无创抓钳轻夹出血点，
并予以钛夹结扎止血

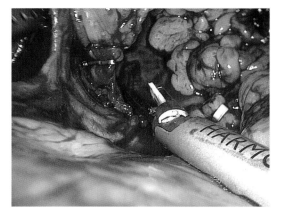

图 6-136　成功止血后

　　另外，笔者认为术前通过 3D-CT 血管重建来判断脾血管分布情况，可大大降低手术难度及手术时间，减少脾门区血管损伤的几率，增加术者对腹腔镜下脾门淋巴结清扫的信心[23]。笔者对不同时期中脾门淋巴结清扫难度的影响因素的发现，在脾门淋巴结清扫开展早期（手术例数≤40 例）由于该手术技术尚不成熟，手术操作技巧是影响脾门淋巴结清扫手术时间及出血量的重要因素，3D-CT 血管重建所产生的影响较小。但是随着该操作技术的逐渐成熟（手术例数 >40 例），脾门血管走行的变异逐渐成为影响脾门淋巴结清扫手术时间及出血量的重要因素。术前通过 3D-CT 血管重建了解脾血管走行，使术者在手术操作过程中对一些变异的血管能够做到心中有数，尽量避免不必要的损伤和出血，并能降低手术时间，提高淋巴结清扫效果。

## 参考文献

1. Suo J. Lymph node dissection for gastric cancer and its significance. Chin J Bases Clin General Surg. 2010；17（1）：5-7.

2. Mönig SP, Collet PH, Baldus SE, et al. Splenectomy in proximal gastric cancer：frequency of lymph node metastasis to the splenic hilus. J Surg Oncol. 2001；76（2）：89-92.

3. Sasada S, Ninomiya M, Nishizaki M, et al. Frequency of lymph node metastasis to the splenic hilus and effect of splenectomy in proximal gastric cancer. Anticancer Research：International Journal of Cancer Research and Treatment. 2009；29（8）：3347-3351.

4. Zhu GL, Sun Z, Wang ZN, et al. Splenic hilar lymph node metastasis independently predicts poor survival for patients with gastric cancers in the upper and/or the middle third of the stomach. J Surg Oncol. 2012；105（8）：786-792.

5. Methasate A, Trakarnsanga A, Akaraviputh T, et al. Lymph node metastasis in gastric cancer：result of D2 dissection. J Med Assoc Thai. 2010；93（3）：310-316.

6. Zhu HT, Zhao YL, Wu YF, et al. Features of metastasis in different lymph node groups and their significance in lymph node dissection in total gastrectomy for gastric cancer. Zhonghua Zhong Liu Za Zhi. 2008；30（11）：863-865.

7. Huang CM, zhang JR, Zheng CH, et al. A 346 case analysis for laparoscopic spleen- preserving no. 10 lymph

node dissection for proximal gastric cancer: a single center study. PLOS ONE. 2014; 9 (9): p. e108480.

8. Zhang CH, Wu AW, Li ZY, et al. Analysis of splenic hilar lymph node metastasis in advanced gastric cancer and dissection techniques. Chin J Gastrointest. 2011; 14 (8): 589-592.

9. Sasada S, Ninomiya M, Nishizaki M, et al. Frequency of Lymph Node Metastasis to the Splenic Hilus and Effect of Splenectomy in Proximal Gastric Cancer. Anticancer Research. 2009; 29 (8): 3347-3352.

10. Shin SH, Jung H, Choi SH, et al. Clinical significance of splenic hilar lymph node metastasis in proximal gastric cancer. Ann Surg Oncol. 2009; 16 (5): 1304-1309.

11. Japanese Gastric Cancer Association. Japanese gastric cancer treatment guidelines 2010 (ver. 3). Gastric Cancer. 2011; 14: 113-123.

12. Yamamoto M, Baba H, Kakeji Y, et al. Postoperative morbidity/mortality and survival rates after total gastrectomy with splenectomy/pancreaticosplenectomy for patients with advanced gastric cancer. Hepatogastroenterol. 2004, 51 (55): 298-302.

13. Wang JY, Huang TJ, Chen FM, et al. A comparative study of pancreatectomy and pancreas-preserving gastrectomy in advanced gastric carcinoma. Hepatogastroenterology. 2004; 51 (58): 1229-1232.

14. Schwarz RE. Spleen-preserving splenic hilar lymphadenectomy at the time of gastrectomy for cancer: technical feasibility and early results. J Surg Oncol. 2002; 79 (1): 73-76.

15. Hyung WJ, Lim JS, Song J, et al. Laparoscopic spleen-preserving splenic hilar lymph node dissection during total gastrectomy for gastric cancer. J Am CollSurg. 2008; 207 (2): e6-e11.

16. Li P, Huang CM, Zheng CH, et al. Laparoscopic spleen-preserving splenic hilar lymph node dissection for proximal gastric cancer. Zhonghua Wai Ke Za Zhi. 2011; 49 (9): 795-798.

17. Huang CM, Chen QY, Lin JX, et al. Huang's three-step maneuver for laparoscopic spleen-preserving No. 10 lymph node dissection for advanced proximal gastric cancer. Chin J Cancer Res. 2014; 26 (2): 208-210.

18. Wang JB, Huang CM, Zheng CH, et al. Laparoscopic spleen-preserving No. 10 lymph node dissection for advanced proximal gastric cancer in left approach: a new operation procedure. World J Surg Oncol. 2012; 10: 241-247.

19. Huang CM, Chen QY, Lin JX, et al. Laparoscopic spleen-preserving No. 10 lymph node dissection for advanced proximal gastric cancer using a left approach. Ann Surg Oncol. 2014; 21 (6): 2051.

20. Huang CM, Chen QY, Lin JX, et al. Laparoscopic spleen-preserving splenic hilar lymphadenectomy performed by following the perigastric fascias and the intrafascial space for advanced upper-third gastric cancer. PLOS ONE. 2014; 9 (3): e90345.

21. Huang CM, Lin JX. Laparoscopic spleen-preserving splenic hilar lymph node dissection for proximal gastric cancer. Chin J Gastrointest Surg. 2012; 15 (8): 784-786.

22. Lu J, Huang CM, Zheng CH, et al. Learning curve of laparoscopy spleen-preserving splenic hilar lymph node dissection for advanced upper gastric cancer. Hepatogastroenterology. 2012; 60 (122): 296-300.

23. Wang JB, Huang CM, Zheng CH, et al. Role of 3DCT in laparoscopic total gastrectomy with spleen-preserving splenic lymph node dissection. World J Gastroenterol. 2014; 20 (16): 4797-4805.

# 第七章

# 腹腔镜胃癌贲门区域淋巴结清扫

## 第一节　腹腔镜胃癌贲门区域淋巴结清扫概述

贲门区淋巴结位于胃的贲门两侧及小弯侧，主要包括 No.1、No.2 和 No.3 淋巴结（图 7-1），完整的切除该区域的淋巴结也是胃癌根治术中淋巴结清扫的关键。

No.1 和 No.3 淋巴结具有较高的转移率，不论肿瘤是位于胃上部、胃中部还是胃下部，沿着 No.3→No.1→No.7→No.9 的淋巴结转移通路是共同的。No.1、No.3 淋巴结的转移情况受肿瘤部位及浸润深度的影响。No.1 淋巴结在进展期胃癌中的转移率较高。其中，胃上部癌由于肿瘤好发于胃小弯侧，肿瘤部位距该组淋巴结较近，No.1 淋巴结是该部位肿瘤最易累及的淋巴结，其转移率可高达 50.0% ~ 76.0%[1-5]；而胃体癌的转移率约为 14.0% ~ 24.0%，远端胃癌的转移率约为

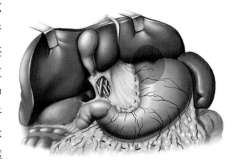

图 7-1　贲门区域

6.0% ~ 18.6%[6-7]。在早期胃癌中，胃中上部癌 No.1 淋巴结的转移率可达到 4.4%[8]，而胃下部癌其转移率则较低，Liu[7] 等对 129 例胃下部癌胃周淋巴结的转移规律进行分析显示，无一例早期胃下部癌 No.1 淋巴结转移，认为早期胃下部癌不需要常规清扫 No.1 淋巴结。因此，除早期胃下部癌外，均应常规清扫 No.1 淋巴结。此外，由于胃各部位的淋巴管主要沿胃左动脉、脾动脉及肝总动脉汇入腹腔动脉，而腹腔动脉周围的胃小弯区是胃癌淋巴结转移的重要部位，尤其是 No.3 淋巴结，具有较高的转移率。报道显示，No.3 淋巴结的转移率为 50.5% ~ 65.8%[1,3,9]。早期胃下部癌中 No.3 淋巴结转移率亦可达到 9.5%[10]。第 3 版日本《胃癌治疗指南》中，No.3 淋巴结亦属于胃癌 D1 淋巴结清扫的范围[11]。无论是早期还是进展期胃癌，是行全胃切除术还是胃大部切除术，均应常规清扫 No.3 淋巴结。

No.2 淋巴结在胃中上部癌中的转移率较 No.1 淋巴结低，大致为 24.0% ~ 40.0%，而

胃下部癌的转移率更低，一般低于 1.0%[3,12]。日本《胃癌治疗指南》指出[11]，No.2 淋巴结属于近端胃癌行次全或全胃切除 D1 淋巴结清扫的范围。在进行近端胃大部切除术或全胃切除术时应常规清扫 No.2 淋巴结，而在行远端胃切除术时，No.2 淋巴结可予以保留。

总之，贲门区淋巴结是胃癌特别是胃中上部癌较易累及的一组淋巴结，除早期胃下部癌外，均应常规清扫 No.1 淋巴结，而在行胃癌根治术时均应常规清扫 No.3 淋巴结。在进行近端胃大部切除术或全胃切除术时应常规清扫 No.2 淋巴结，在行远端胃大部切除术时，No.2 淋巴结可予以保留。

## 第二节 腹腔镜胃癌贲门区域
## 淋巴结清扫相关解剖

### 一、与贲门区域淋巴结清扫相关筋膜间隙

#### （一）胃膈韧带

由背侧胃系膜头段向上与膈相连，胃脾韧带和脾肾韧带的上端合并位于胃底近贲门处与左膈脚之间而形成的腹膜皱襞。左膈下动脉胃底支、胃后动脉可通过胃膈韧带进入胃底（图 7-2～图 7-4）。

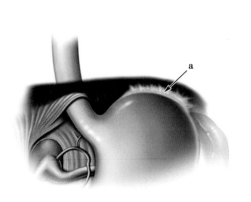

图 7-2 前胃膈韧带（a）

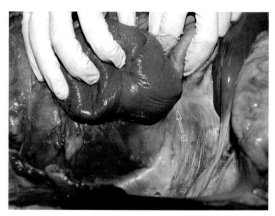

图 7-3 胃膈韧带（a）（解剖图）

#### （二）肝胃韧带

由胃腹侧系膜衍化而成，起自膈和静脉韧带裂右缘，向左下附着于食管腹部和胃小弯，其与肝十二指肠韧带相连续（图 7-5～图 7-7）。在肝胃韧带内有沿胃小弯走行的胃左、右动脉、静脉和入胃的迷走神经分支，入肝、十二指肠的迷走神经肝支，变异的血管如副肝左动脉，副胃左动脉亦可走行其中。

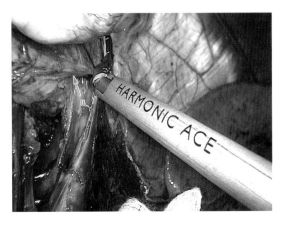

图7-4 胃膈韧带（a）

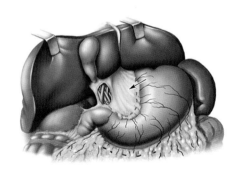

图7-5 肝胃韧带（示意图）

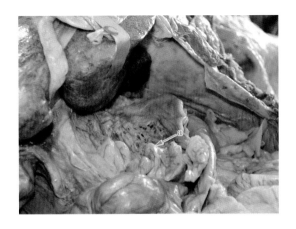

图7-6 肝胃韧带（a）（解剖图）

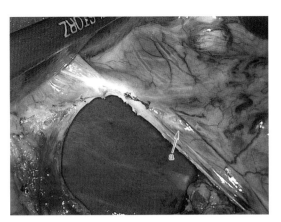

图7-7 肝胃韧带

## 二、与贲门区域淋巴结清扫相关动脉解剖

### （一）胃左动脉终末支

胃左动脉自腹腔动脉发出后向左上方走行至小弯侧贲门稍下方，进入小弯侧的肝胃韧带内，在靠近胃壁处发出上行的血管支，与食管动脉吻合。向下分出前后两个胃降支，沿小弯前后侧向下向右走行，途中发出约4~6支供应胃前、后壁血管，并与胃右动脉吻合，形成小弯动脉弓（图7-8~图7-11）。

### （二）左膈下动脉胃底支

左膈下动脉胃底支是左膈下动脉的终末支之一。膈下动脉起源于腹主动脉，发出后上行再分左、右膈下动脉。左膈下动脉绕过贲门区后侧，近胃底处分出一胃底支经胃膈韧带分布于胃底，为胃底部供血（图7-12，图7-13）。

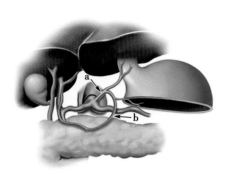

图7-8　胃左动脉终末支分布，胃左动脉
（a）、胃小弯动脉弓（b）

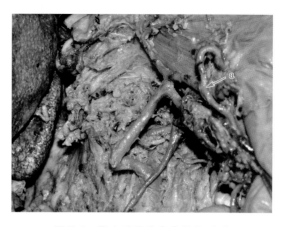

图 7-9　胃左动脉终末支分布（a）
（解剖图）

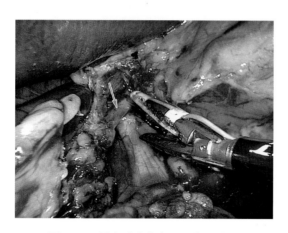

图 7-10　胃左动脉发出上行的血管支

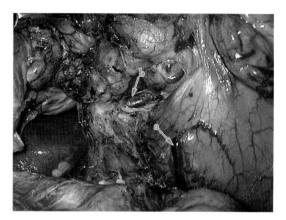

图 7-11　胃左动脉沿途发出胃前（a）、
后壁支（b）

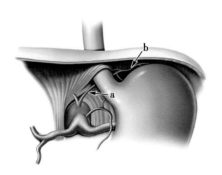

图 7-12　左膈下动脉（a）
发出胃底支（b）（示意图）

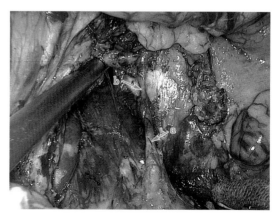

图 7-13　左膈下动脉（a）
发出胃底支（b）

## 三、与贲门区域淋巴结清扫相关静脉解剖

胃小弯侧胃前、后壁的静脉支，在小网膜内向贲门方向汇合而成冠状静脉，进而回流至门静脉或脾静脉。而胃底贲门部大弯侧静脉则通过胃短静脉或是胃后静脉回流至脾静脉。部分食管部的静脉和胃黏膜下静脉丛可经食管静脉丛入奇静脉，与上腔静脉交通，则形成了门、腔静脉的侧支循环（图7-14，图7-15）。

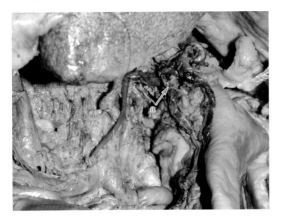

**图7-14** 胃小弯侧胃前、后壁的静脉支汇合而成冠状静脉（a）（解剖图）

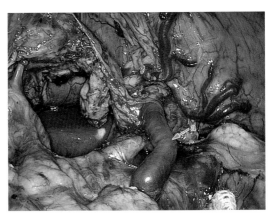

**图7-15** 胃小弯侧胃前、后壁的静脉支汇合而成冠状静脉（a）

## 四、与贲门区域淋巴结清扫相关淋巴结解剖

**（一）No. 1 淋巴结**（贲门右淋巴结）

1. No. 1 淋巴结定义 位于贲门右侧，胃左动脉上行支进入胃壁的第一支（贲门支）以上的淋巴结，或恰位于此支血管者也属 No. 1 淋巴结。以该血管为界，以下淋巴结则为 No. 3 淋巴结（图7-16，图7-17）。

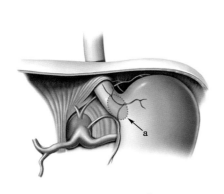

**图7-16** No. 1 淋巴结范围（a）

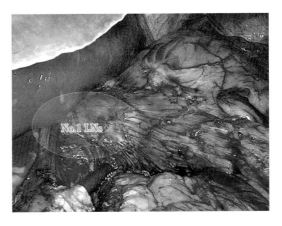

**图7-17** No. 1 淋巴结范围

2. No. 1 淋巴结转移病例（图7-18，图7-19）

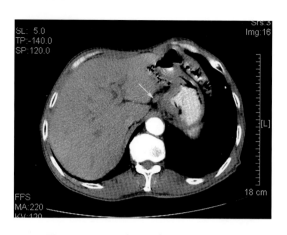

图 7-18  No.1 淋巴结转移（CT 所见）

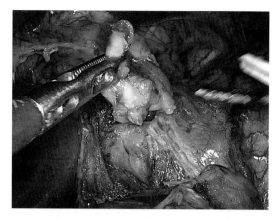

图 7-19  No.1 淋巴结转移（术中所见）

**（二）No.2 淋巴结**（贲门左淋巴结）

1. No.2 淋巴结定义  沿左膈下动脉胃底支分布，位于贲门左侧的胃底前及后侧，No.1 与 No.2 淋巴结以食管中轴为界（图 7-20，图 7-21）。

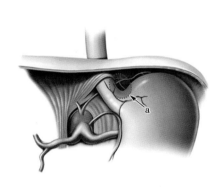

图 7-20  No.2 淋巴结（a）范围

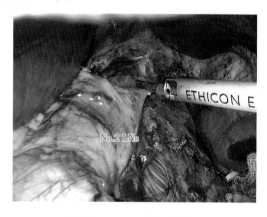

图 7-21  No.2 淋巴结范围

2. No.2 淋巴结转移病例（图 7-22 ~ 图 7-24）

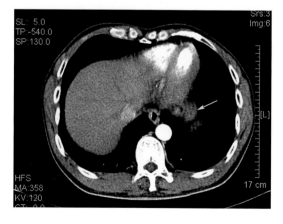

图 7-22  No.2 淋巴结转移（CT 所见）

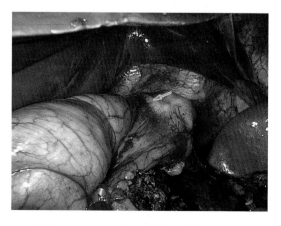

图 7-23  No.2 淋巴结转移（术中所见）

（三）**No. 3** 淋巴结（胃小弯淋巴结）

1. No. 3　淋巴结定义　位于小网膜两层腹膜之间的小弯侧，沿胃左动脉与胃右动脉走行分布。其上界为胃左动脉上行支进入胃壁的第一支以下（不包括恰好位于该支血管上的淋巴结）；其下界为胃右动脉进入胃小弯胃壁的第一支以左（胃壁上该支血管根部淋巴结属 No. 5 淋巴结）（图 7-25，图 7-26）。

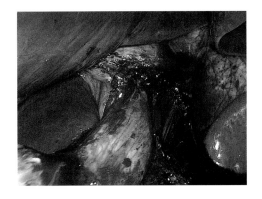

图 7-24　No. 2 淋巴结转移（清扫后）

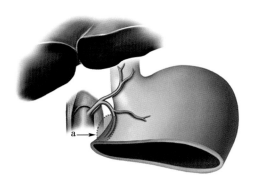

图 7-25　No. 3 淋巴结（a）示意图

2. No. 3 淋巴结转移病例（图 7-27，图 7-28）

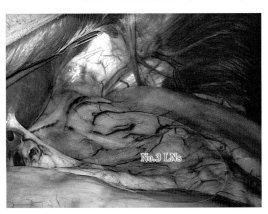

图 7-26　No. 3 淋巴结范围

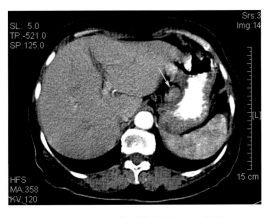

图 7-27　No. 3 淋巴结转移（CT 所见）

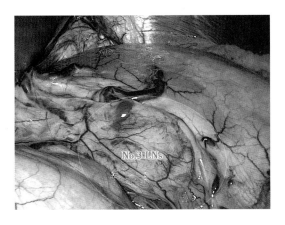

图 7-28　No. 3 淋巴结转移（术中所见）

## 第三节　贲门区域淋巴结清扫手术步骤

### 一、裸化胃小弯，清扫 No. 1、3 淋巴结

**（一）手术入路**

No. 1、3 淋巴结清扫笔者采用胃后方入路，即以胃体小弯侧后壁的无血管区作为手术入路（图 7-29）。一方面，利用胃前壁及肝胃韧带挡住肝脏，使小弯侧后壁视野的暴露更加清晰；另一方面，超声刀切割方向与胃小弯侧平行，便于主刀紧贴小弯侧胃壁离断肝胃韧带小弯侧；此外，也方便主刀能够利用超声刀完全夹闭胃小弯血管进行离断，防止血管出血。

**（二）暴露方式**

助手向头侧翻转大弯侧胃体部分，左手无创抓钳钳夹小弯侧胃胰襞部分，右手无创抓钳钳夹胃上部小弯侧后壁的小网膜，向两侧反向牵引，主刀夹持胃体后壁向下牵引，形成三角牵拉使胃上部的胃小弯侧肝胃韧带及胃体后壁呈紧张状态（图 7-30），形成较好的手术空间和张力。

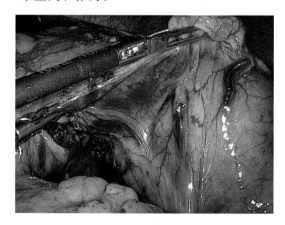

图 7-29　胃后方入路清扫 No. 1、3 组淋巴结

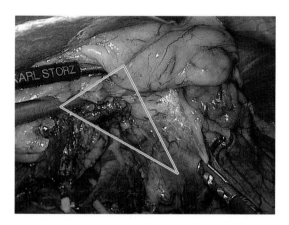

图 7-30　三角牵拉使胃小弯侧后壁呈紧张状态

**（三）手术步骤**

超声刀于胃小弯侧后壁的无血管区打开肝胃韧带后叶（图 7-31），紧贴胃壁分离、切断肝胃韧带后叶及胃后壁的血管（图 7-32），继续沿胃壁向肝胃韧带前叶方向分离（图 7-33），离断肝胃韧带前叶及胃前壁的血管（图 7-34），并向上分离直至贲门部（图 7-35），向下分离至胃角附近（图 7-36），彻底裸化胃小弯，完成 No. 3 淋巴结的清扫（图 7-37）。

而后将胃翻转过来放回原位，助手左手无创抓钳沿肝下缘直至左侧膈肌角附近，向上挑起左肝外叶，主刀左手下压胃角处，张紧肝胃韧带，从前面暴露肝十二指肠韧带前叶（图 7-38）。超声刀通过肝十二指肠韧带前叶右侧已打开的"窗口"向上分离至第一肝门处，随后紧贴肝下缘往贲门方向切断肝胃韧带至贲门部（图 7-39，图 7-40），

完成 No.1、3淋巴结的清扫（图7-41，视频6）。

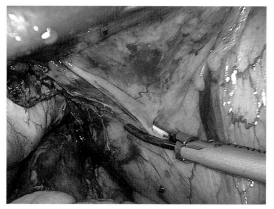

图 7-31 胃小弯侧后壁的无血管区
打开肝胃韧带后叶

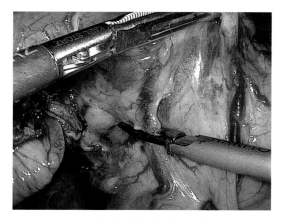

图 7-32 离断肝胃韧带后叶血管分支，
裸化胃小弯后壁

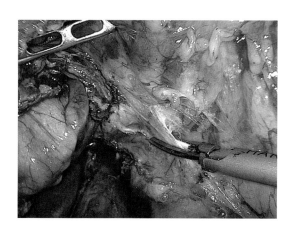

图 7-33 胃小弯侧后壁的无血管区打开
肝胃韧带前叶

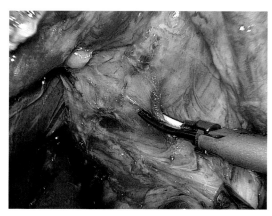

图 7-34 离断肝胃韧带前叶血管分支，
裸化胃小弯前壁

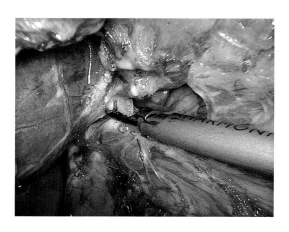

图 7-35 裸化胃小弯至贲门部

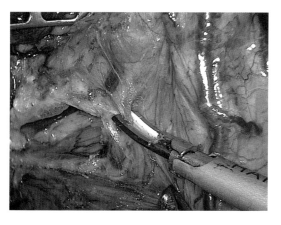

图 7-36 裸化胃小弯至胃角处

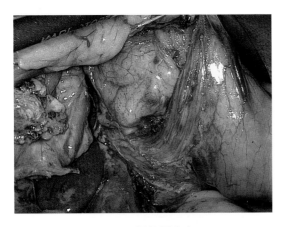

图 7-37　裸化胃小弯，
No. 3 淋巴结清扫后

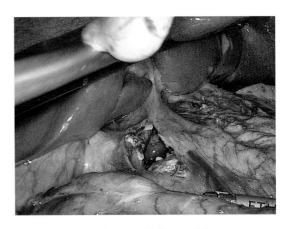

图 7-38　助手向上挑起左肝，
前方显露肝胃韧带

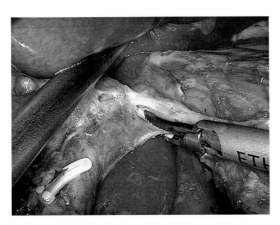

图 7-39　沿左肝下缘离断肝胃韧带

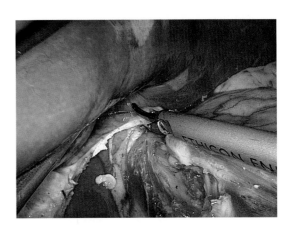

图 7-40　离断肝胃韧带至贲门部

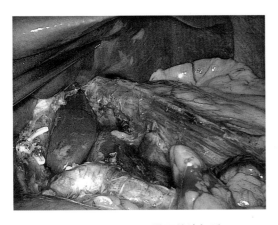

图 7-41　No. 1、3 淋巴结清扫后

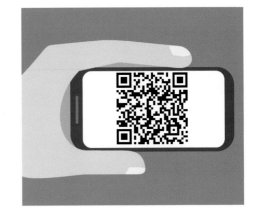

视频 6　腹腔镜胃癌 No. 1、3
淋巴结清扫术

## 二、裸化食管左侧，清扫 No. 2 淋巴结

清扫完 No. 4sa、10 淋巴结后，助手把已分离至大网膜及脾胃韧带移至右下腹，同时向右下方牵拉胃底体部胃壁，显露贲门左侧区域（图 7-42）。超声刀从脾上极开始沿膈肌向食管裂孔方向分离胃膈韧带。分离至左侧膈肌角附近时，助手应向右上方牵拉胃底贲门部胃壁以方便显露左侧膈肌脚，超声刀紧贴左侧膈肌脚，分离食管贲门左侧的脂肪淋巴组织（图 7-43），并进一步裸化食管下段左侧（图 7-44）。此时，应注意常有左膈下动脉发出的胃底支支配胃底，应将其裸化并于根部离断胃底支（图 7-45，图 7-46），以彻底完成 No. 2 淋巴结的清扫（图 7-47，视频 7）。

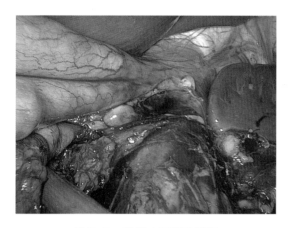

图 7-42　贲门左侧区域暴露

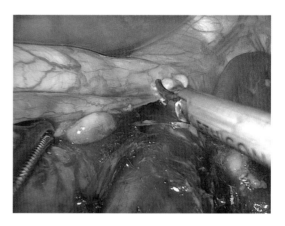

图 7-43　沿左侧膈肌角离断左侧胃膈韧带，清扫 No. 2 淋巴结

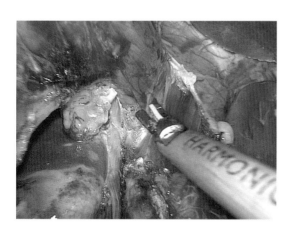

图 7-44　裸化食管下段左侧

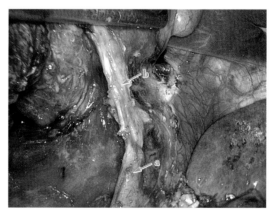

图 7-45　裸化左膈下动脉（a）和胃底支（b）

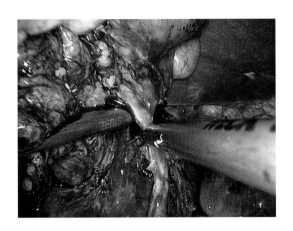

图 7-46　离断胃底支血管

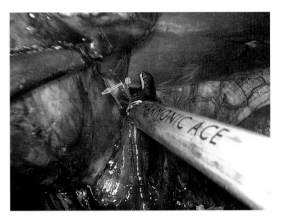

图 7-47　No. 2 淋巴结清扫后，食管左侧（a）

视频 7　腹腔镜胃癌贲门区域淋巴结清扫术

# 第四节　贲门区域淋巴结清扫术手术技巧

## 一、分离过程中手术技巧

　　远端胃癌 D2 淋巴结清扫术中，笔者采用从胃小弯侧后壁入路清扫 No. 1 和 No. 3 淋巴结清扫。该区域淋巴结是在胰腺上缘区域的 No. 7、No. 9 和 No. 11p 淋巴结清扫结束后进行，因为此时助手左手的牵拉部位保持不变，能较好的保持手术的流畅性。同时，助手右手牵拉胃小弯侧网膜，主刀左手抓钳将胃体后壁向左下方牵引，形成三点一面，手术视野暴露较好。主刀右手持超声刀从胃后壁向前壁裸化胃小弯，并从胃体小弯侧向贲门方向游离，由后向前的操作方向与超声刀方向一致，不仅有利于主刀将超声刀紧贴小弯侧胃壁进行分离，保持解剖平面的正确性，而且有利于超声刀能够完全夹闭胃小弯血管进行离断。

分离至贲门附近时，要注意辨认食管组织，避免过分裸化食管，导致食管下段损伤。扶镜手此时应该将镜头的观察方向调整为从右下向左上方，并与水平位置的胰腺为基准线。裸化完胃小弯后，将胃翻转回原位，待胰腺上缘淋巴结清扫束后再从小网膜前壁开始沿着肝下缘离断肝胃韧带直至贲门右侧。

No.2 淋巴结清扫是在全胃切除术过程的脾门区域淋巴结清扫完后进行。此时保持患者取头高脚低右倾体位，尽量将游离的胃体向右下方牵引，可较好的暴露贲门左侧，主刀沿着左侧膈肌角分离胃膈韧带，然后进一步将贲门左侧及左侧食管完全裸化。

## 二、邻近组织和器官损伤预防

贲门区域淋巴结的清扫是在剑突下狭小的空间里进行的，助手的良好暴露，能够减少该处组织的损伤。分离小网膜前壁时，助手左手利用抓钳向上推挡左肝外侧叶暴露视野（图 7-48）。完成左肝侧叶暴露后，助手右手持吸引器或胃钳，配合主刀，进行组织分离和食管裸化。裸化食管过程中，一般应切断迷走神经主干（左侧一般在前壁，右侧一般在后壁）后再分离食管与膈肌裂孔间筋膜，这样可游离腹腔段食管达 6cm 左右（图 7-49，图 7-50）。迷走神经多呈高张力白亮样条索状，质韧弹性差，助手在腹段食管应用吸引器或胃钳，沿着食管纵轴分离迷走神经与食管之间疏松组织，并沿食管前壁和后壁分布将左右

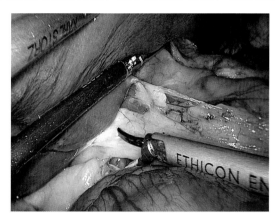

图 7-48　分离小网膜前壁时，助手左手利用抓钳向上推挡左肝外侧叶暴露视野

迷走神经挑离食管壁，有利于迷走神经的离断（图 7-51）。在食管裂孔处裸化食管时必须将超声刀非功能面靠近食管操作，以免损伤食管。而在食管裂孔处裸化食管时，应靠近食管操作，否则会导致纵隔胸膜的破损（图 7-52）。

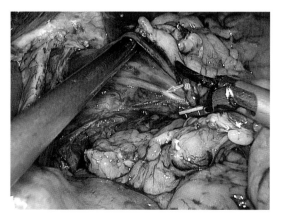

图 7-49　切断右侧迷走神经主干（a）

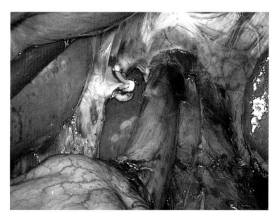

图 7-50　完全游离腹腔段的食管

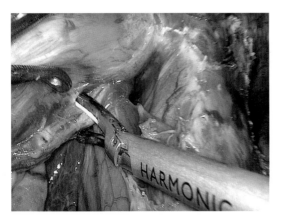

图 7-51　将左侧迷走神经挑离食管壁，
以利于离断

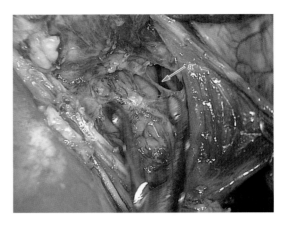

图 7-52　未靠近游离食管，
导致纵隔胸膜破损（a）

## 三、血管损伤预防

胃小弯血供非常丰富，清扫 No.1 和 No.3 淋巴结时，应防止发生出血。根据胃左动脉终末支在胃壁中的走行，操作时可以将胃小弯的网膜理解为前、中、后三层结构，先在后层无血管区切开网膜，沿着打开的网膜向上、向下分离后层网膜及其血管，然后分离中层网膜，最后再分离前层网膜（图 7-53，图 7-54）。此时在离断胃小弯血管时，应该将超声刀头整个夹闭血管，必要时采用慢档逐渐将血管闭合。在离断肝胃韧带过程中，应注意副肝左动脉或副胃左动脉的存在及走行（副肝左动脉的解剖走行及相关技巧详见第五章）。有时胃左动脉还会发出支配膈肌的血管，在裸化胃小弯时应予以结扎离断，以免引起出血（图 7-55）。

在沿着左侧膈肌角分离胃膈韧带时，应该注意左膈下动脉及其发出的胃底支的存在，特别是左膈下动脉起自腹腔干时，其位置较为浅表，易被损伤（图 7-56）。当左膈下动脉发出胃底支后应于胃底支的根部将其离断，注意勿损伤左膈下动脉（图 7-57）。

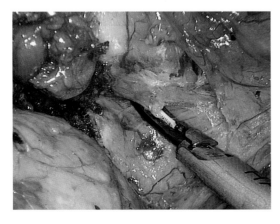

图 7-53　分离中层的网膜组织

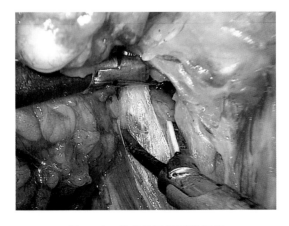

图 7-54　分离前层的网膜组织

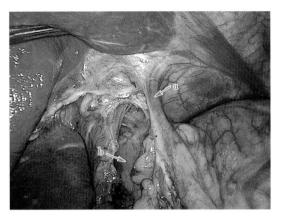

图7-55 胃左动脉发出支配
膈肌的血供（a），食管（b）

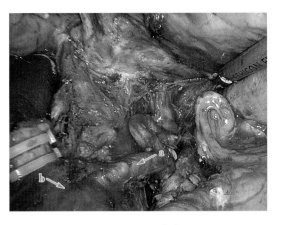

图7-56 左膈下动脉（a）
发自腹腔干（b），其位置较为表浅

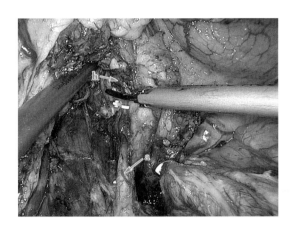

图7-57 离断左膈下动脉（a）发出的胃底支（b）

# 参考文献

1. Zhu HT, Zhao YL, Wu YF, et al. Features of metastasis in different lymph node groups and their significance in lymph node dissection in total gastrectomy for gastric cancer. Zhonghua Zhong Liu Za Zhi. 2008；30（11）：863-865.

2. Fujita J, Fujiwara Y, Takignehi S. Randomized controlled trial to evaluate omentalbursectomy in T2/T3 gastric cancer surgery：Results of interim analysis 8th IGCC, Abstract FP38, Krakow. 2009；45.

3. Wu LL, Liang H, Wang XN, et al. Clinical characteristics of 103 lymph node metastasis in advanced proximal gastric cancer. Zhonghua Wei Chang Wai Ke Za Zhi. 2010；13（8）：590-593.

4. Cense HA, Sloof GW, Klaase JM, et al. Lymphatic drainage routes of the gastric cardia visualized by lymphoscintigraphy. J Nucl Med. 2004；45（2）：247-252.

5. Siewert JR, Stein HJ, Feith M. Adenocarcinoma of the esophago-gastric junction. Scand J Surg. 2006；95（4）：260-269.

6. Xu Y, Sun Z, Wang ZN, et al. Primary Study on Anatomical Extent of Lymph Node Metastases in Gastric

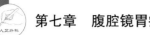

Cancer and Its Significance in Surgical Treatment. Chin J Bases Clin GeneralSurg. 2012；19（1）：16-19.

7. Liu RT，Che XM，Fan L，et al. Metastatic status oflymphnodes in patients of distal gastric carcinoma. Chin J Gen Surg. 2010；25（5）：345-348.

8. Ooki A，Yamashita K，Kikuchi S，et al. Clinical significance of total gastrectomy for proximal gastric cancer. Anticancer Res. 2008；28（5B）：2875-2883.

9. Methasate A，Trakarnsanga A，Akaraviputh T，et al. Lymph node metastasis in gastric cancer：result of D2 dissection. J Med Assoc Thai. 2010；93（3）：310-317.

10. Zeng CQ，Liu JS，Zheng Y，et al. Pattern of lymph node metastasis and extent of lymphadenectomy for distal gastric cancer. Zhonghua Wei Chang Wai Ke Za Zhi. 2012；15（2）：141-144.

11. Japanese Gastric Cancer Association. Japanese gastric cancer treatment guidelines 2010（ver. 3）. Gastric Cancer. 2011；14：113-123.

12. Suo J. Lymph node dissection for gastric cancer and its significance. Chin J Bases Clin General Surg. 2010；17（1）：5-7.

# 第八章

# 腹腔镜胃癌根治术后消化道重建

胃切除术后的消化道重建是腹腔镜胃癌根治术的一个重要内容，它关系到患者术后能否得到较好的恢复，获得良好的生活质量，也是手术成败的关键之一。随着胃癌患者生存期的延长，对术后生活质量的重视程度逐渐提高，消化道重建方式的研究越来越引起学者们的关注。而腹腔镜技术在胃癌根治术中应用的普及使得腹腔镜胃癌根治术后的消化道重建成为外科领域的又一热点。

## 第一节　腹腔镜胃癌根治术后消化道重建概述

### 一、腹腔镜胃癌根治术后消化道重建途径选择

腹腔镜胃癌根治术相对于传统的开腹手术具有创伤小、术后恢复快、并发症少、美容等明显的微创优势，并取得较好的临床疗效[1-4]。目前，腹腔镜胃切除术后的消化道重建主要分为腹腔镜辅助和全腹腔镜下消化道重建 2 种类型。腹腔镜辅助手术即在腹腔镜下完成胃周淋巴结的清扫和消化道的游离，然后通过上腹部的小切口取出标本，完成消化道的重建。这样，可以大大降低手术难度、缩短手术时间和节省手术费用，且吻合安全可靠，是目前应用最广泛的技术。然而，腹腔镜技术发展的初衷是在达到肿瘤根治的基础上尽可能的实现微创效果，提高患者术后的生活质量。全腹腔镜的胃手术具有更微创的效果，且在牵拉张力和手术视野方面等较腹腔镜辅助手术有一定的优势，尤其是在肥胖的患者中。因此，虽然全腹腔镜下消化道重建需要多种器械协助完成，手术难度大，费用也较高，但对其的探讨从未停止过。

1996 年 Ballesta-Lopez 等[5]最早开展了胃癌的全腹腔镜远端胃切除 Billroth-Ⅱ式吻合。1999 年 Uyama 等[6]最早提出了全腔镜下食管空肠侧-侧吻合。2002 年 Kanaya 等[7]首次报道用直线切割闭合器进行腹腔镜下的残胃与十二指肠的 Billroth-Ⅰ吻合（Delta 吻合）。2005 年 Takaofi 等[8]利用直线切割闭合器完成腹腔镜下远端胃切除胃空肠 Roux-en-Y 吻合。2009 年 Jeong 等[9]提出了经口底钉座置入装置（OrVil™，Covidien）吻合。随着手术

技能的提高和腔内手术器械的发展，开腹手术中常用的 Billroth-Ⅰ、Billroth-Ⅱ及 Roux- en- Y 等消化道重建术式在腹腔镜下均可以完成。

## 二、腹腔镜胃癌根治术后消化道重建操作要点

### （一）注重操作细节，避免不必要的损伤

手术过程中应注意操作细节，避免返工或者术野的污染，造成不必要的损伤。比如，术前留置胃管，吻合前须将其退至适当位置，以避免直线切割闭合器切割时将胃管切断；离断胃标本后应将标本装入标本袋中，以保证无菌及无瘤原则；在打开消化道的小孔时需注意无菌操作，可用吸引器伸入打开的小孔吸净消化液后再行闭合等。

### （二）确保吻合的质量，减少术后并发症发生

目前，与吻合相关的并发症主要包括吻合口瘘、吻合口狭窄和吻合口出血等。确保吻合口充足的血供和没有张力，是预防吻合口瘘的关键。而吻合口狭窄常常是由于术后吻合口瘘导致瘢痕增生或是术中对吻合口过度缝合引起。在预防吻合口出血方面，由于利用直线切割闭合器完成的吻合均会形成一个共同开口，应借助共同开口检查吻合口内是否有出血、黏膜是否有损伤。吻合完成后，应注意检查吻合钉是否完整，包括检查吻合口及管状吻合器内的切除组织是否有完整的环形；对于吻合口吻合不满意或渗血者，可以辅助手工加固缝合等均可有效减少吻合口并发症的风险。另外，腹腔镜辅助下的操作空间狭小，所以，在操作时务求仔细，步步为营，确保吻合都切实可靠，保证患者术后良好的生活质量。

### （三）熟悉器械性能，减少器械损伤

全腹腔镜下消化道重建需要多种器械协助完成，应熟悉各类腔镜器械的性能，熟练掌握腔镜器械的操作方法，以避免额外的器械损伤，在使用器械吻合过程中应注意：①根据不同的组织厚度选择合适的钉仓；②选择与肠管直径相称的吻合器械；③吻合器击发前应退出胃管并应做全面检查，使吻合位置适合并防止吻合器夹持其他组织；④吻合器击发后应停留 15 秒以上，从而通过预压榨排出组织液使成钉效果更加良好；⑤击发应彻底，使击发杆触及关闭杆，从而避免器械误击发或锁死；⑥对于特定部位，如切割十二指肠时可利用可转弯直线切割闭合器灵活、方便操作，此时应注意吻合器钳口应处打开状态，关闭状态无法弯曲吻合器。

## 第二节　腹腔镜辅助胃癌根治术消化道重建

腹腔镜辅助远端胃大部切除术（Laparoscopy- assisted distal gastrectomy，LADG）是最早开展，也是目前胃癌腹腔镜手术中最常应用的技术。随着胃上部癌的比例趋于增高以及腹腔镜技术在进展期胃癌治疗的应用频率增加，腹腔镜辅助全胃切除术（Laparoscopy- assisted total gastrectomy，LATG）的应用也逐渐得到普及。在此介绍腹腔镜辅助胃癌远端胃切除术后 Billroth- Ⅰ式吻合及全胃切除术后 Roux- en- Y 吻合。

## 一、腹腔镜辅助胃远端癌 Billroth-Ⅰ式吻合操作要点

首先，应充分彻底地完成腹腔镜下的游离和清扫部分，为小切口下顺利完成重建做好准备，尽量避免在小切口下进行其他多余的操作。完成腹腔镜下的远端胃游离和淋巴结清扫后，经 Trocar 排气，然后撤除腹腔镜器械，取上腹剑突下正中切口 5~7cm 作为辅助小切口，逐层进腹，置切口保护器。先将十二指肠拖出，应用荷包钳距幽门以远 3cm 处夹闭，近端用 Kocher 钳夹闭，在两者之间切断十二指肠球部，残端消毒。十二指肠残端置入 28mm 或 29mm 一次性圆形吻合器钉砧头（图 8-1），荷包缝线收紧打结固定备用。距肿瘤边缘 5cm 处沿横轴切开胃前壁，置入一次性圆形吻合器器身，吻合器中心杆由胃大弯侧后壁穿出（图 8-2），与十二指肠断端行十二指肠-胃后壁端-侧吻合（图 8-3）。经胃前壁切口直视下检查吻合口情况，确认吻合满意后用腔外直线切割闭合器距肿瘤边缘 5cm 处闭合胃前后壁（图 8-4），切除远侧胃标本送病理检查，完成消化道重建（图 8-5）。尽管腹腔镜辅助手术中视野狭小，操作空间有限，但是在重建过程中仍应保证每一个步骤都是在直视下完成，避免盲目操作带来的误损伤或者吻合不确切。

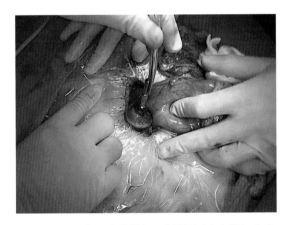

图 8-1 十二指肠残端置入一次性圆形吻合器钉砧头

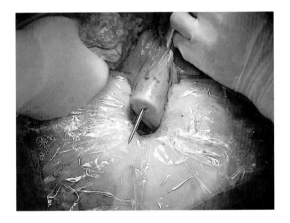

图 8-2 吻合器中心杆由胃大弯侧后壁穿出

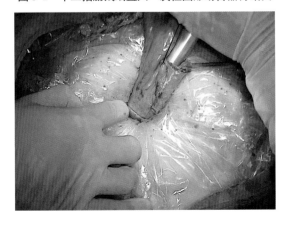

图 8-3 行十二指肠-胃后壁端-侧吻合

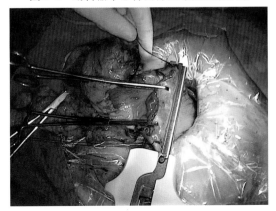

图 8-4 腔外直线切割闭合器距肿瘤边缘 5cm 处闭合胃前后壁

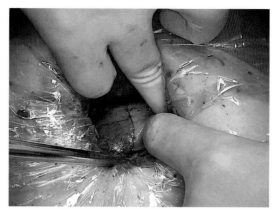

**图 8-5　完成腹腔镜辅助胃远端癌**
**Billroth- I 式吻合**

## 二、腹腔镜辅助胃癌全胃切除 Roux- en- Y 吻合操作要点

　　完成腹腔镜下的胃游离和淋巴结清扫后，在腔镜下使用腔内直线切割闭合器距幽门 3cm 处切断十二指肠球部并闭合残端。撤除腹腔镜器械，取上腹剑突下正中切口 5 ~ 7cm 作为辅助小切口，逐层进腹，置切口保护器。在食管下段距贲门 5cm 处使用荷包钳夹闭食管后远端切断食管，残端消毒，预置荷包缝线，确定食管切缘阴性后食管残端置入 25mm 一次性圆形吻合器钉砧头（图 8-6），荷包缝线收紧打结固定备用。接着取下全胃标本。距 Treitz 韧带 15 ~ 20cm 处用切割闭合器离断空肠，并分离其肠系膜，置入一次性圆形吻合器器身，将远端空肠经横结肠前上呈递 "J" 袢样与食管下端行端-侧吻合（图 8-7）。远侧空肠断端使用直线切割闭合器钉合。近侧空肠端与 "J" 袢吻合口远侧 40cm 处空肠用直线切割吻合器或直视下手工吻合完成空肠-空肠侧-侧吻合（图 8-8）。注意近端远端空肠系膜方向不要扭转，也不能有张力，防止夹住周围组织和异物。闭合空肠系膜断缘。完成消化道的重建。

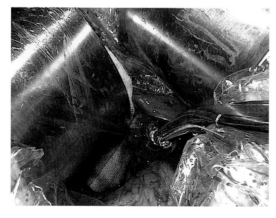

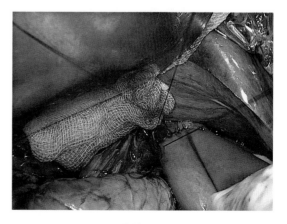

**图 8-6　食管残端置入 25mm 一次性**
**　　　圆形吻合器钉砧头**

**图 8-7　行食管空肠端-侧吻合**

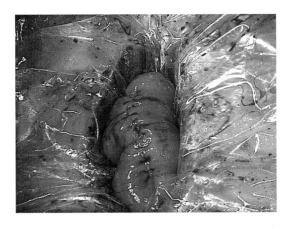

**图 8-8　完成空肠-空肠侧-侧吻合**

# 第三节　全腹腔镜胃癌根治术消化道重建

## 一、全腹腔镜下消化道重建特点

### （一）全腹腔镜胃癌手术优势

全腹腔镜下消化道重建方式的出现，对胃癌的手术治疗有了一定的提升。在腹腔镜下行消化道重建，其优势主要体现在小切口，少接触，低损伤等。相关报道显示，全腹腔镜胃癌手术相对腹腔镜辅助胃癌手术在短期效果上有术中出血少、术后胃肠道功能恢复快、切口小、术后住院天数减少等优势[1,10-13]，且其手术时间随着术者经验的积累而逐渐缩短[14,15]，与其他吻合途径比较手术时间无明显差异[10,11]。关于围术期及远期并发症的评价，全腔镜胃癌手术并没有增加并发症发生率，包括主要并发症（出血、吻合口瘘、残端瘘等）和次要并发症（切口感染、淋巴瘘等）的发生率均未增加[10,16-20]。全腹腔镜胃癌手术在肥胖患者中的优势，也得到了多个研究中心的临床研究结果支持，主要体现在手术视野清晰、消化道重建便捷、术后患者生活质量提高等方面[16,21,22]。另外，全腹腔镜下的操作也保证了术中"肿瘤非接触"、"肿瘤非挤压"的原则；其在原位的操作减少了对残胃不必要的牵拉，降低出血和吻合口牵拉损伤的风险。因此，全腹腔镜下的消化道重建越来越多的为腔镜外科医生所关注。

### （二）吻合器械对全腹腔镜下消化道重建影响

腹腔镜胃癌手术的发展离不开腔镜器械的应用与推广。随着器械吻合的不断发展，消化道重建在操作上的复杂性大大简化，消化道重建的时间也明显缩短，其吻合效果和并发症发生率与传统的手工吻合无明显差异，吻合安全可靠。

在全腹腔镜手术中，吻合器的使用更是大大缩短了腔镜下消化道吻合的时间，也使全腔镜下一些暴露困难、空间小的操作变得较为简便，降低了腔镜下吻合的难度，同时减少空腔脏器的污染和组织的损伤，提高了手术治疗效果。而一些新型吻合器械的产生，也为腹腔镜下的消化道重建提供新的技术，如一种新型的经口底钉座置入装置（OrVil™）的运用为全胃切除术后的 Roux-en-Y 吻合提供了一种新的食管空肠吻合技术。此外，器械吻合还具有以下优势：①小血管可从吻合器缝钉缝隙中通过而不影响缝合部位及其远端的血液供应；②缝钉材质为金属钛或钽，与手工缝线相比，组织反应小；③缝钉排列整齐，间距相等，保证了组织的良好愈合。

## 二、全腹腔镜下消化道重建适应证

消化道的重建需要在一定范围的正常组织内进行，并根据肿瘤的不同部位和分期，切除肿瘤近、远端一定距离的正常组织。术前腹腔镜探查腹腔内情况，明确肿瘤部位，排除 $T_{4b}$ 期胃癌及腹膜种植、肝脏转移等情况；若早期的肿瘤在腹腔镜下难以准确定位，可以借助术中胃镜协助定位，以保证肿瘤的 $R_0$ 切除。术中十二指肠、胃或者食管的离断均要满足肿瘤 $R_0$ 切除的要求，又需保证吻合口张力的适宜，吻合前必须确保切缘无癌残留，胃切除标本断端以及食管切端需送术中冰冻。

### （一）远端胃切除的消化道重建

Billroth-Ⅰ式吻合适用于术前诊断为原发性胃下部早期胃癌的患者，局部进展期胃癌可作为临床探索性研究[23,24]；当肿瘤累及幽门管或十二指肠时，为保证肿瘤的 $R_0$ 切除，可行 Billroth-Ⅱ式吻合[25]。远侧胃切除范围是 2/3～3/4 胃远端，包括胃体的远侧部分、胃窦部、幽门和十二指肠球部的近胃部分；胃切除范围的标志是小弯侧为胃左动脉第一降支的右侧到胃网膜左动脉最下一个垂直分支的左侧的连线；应裸化胃大弯，保留胃后血管及 2～3 支胃短血管，以保证残胃血供、减少吻合口张力且便于吻合时直线切割闭合器的钉砧置入。

### （二）全胃切除的消化道重建

全胃切除并功能性食管空肠侧-侧吻合适用于非贲门部胃近端癌或胃体癌患者，或者局限型贲门癌腹腔段食管受侵少于 1～2cm，食管安全切断平面在膈肌食管裂孔以下者，或者早期贲门癌的患者[26]。Orvil™ 吻合术适用于术前食管钡餐造影提示肿瘤侵犯食管下段≤3cm 且术前评估没有明显外侵，或考虑可在镜下完成的原发性早期胃底贲门癌患者[27]。对于非贲门部胃近端癌或胃体癌，仅游离腹腔段食管；对于贲门癌或贲门食管下段受侵犯而需切除部分下段食管时，可充分打开食管膈肌裂孔，于膈肌食管裂孔穹隆部打开膈肌正前方 4～5cm，必要时也可切断肝左三角韧带，以利暴露，于两侧切断膈肌脚的中下部，将胸膜推向两侧，充分扩大后纵隔的空间，将空肠送入后纵隔进行吻合。

## 三、全腹腔镜下消化道重建手术操作

目前全腹腔镜胃癌消化道重建方式较多样，包括全腔镜远端胃癌切除术后的 Billroth-Ⅰ吻合、Billroth-Ⅱ吻合、Roux-en-Y 吻合等，以及全腔镜全胃切除术后的功能性食管空肠侧-侧吻合、Orvil 吻合、交叠技术等，在此介绍较成熟的远端胃切除术后三角吻合（Billroth-Ⅰ式）和 Billroth-Ⅱ式吻合技术，全胃切除术后功能性食管空肠侧-侧吻合技术以及经口底钉座置入装置（Orvil™）吻合。全腹腔镜下消化道重建术者站位、患者的体位和 Trocar 位置与淋巴结清扫过程是一致的（详见本书第三章）。

**（一）全腹腔镜下胃远端癌三角吻合技术**（Billroth-Ⅰ式）

1. 吻合方法　为完全在腹腔镜下应用直线切割闭合器完成残胃和十二指肠后壁的功能性端-端吻合方法，因吻合口内部的缝钉线呈现为三角形故称为三角吻合技术。自 2002 年 Kanaya 提出此术式进行胃远端癌消化道重建后，该术式得到广泛开展，并取得良好治疗效果。

2. 操作要点　完成腹腔镜下淋巴结清扫后，直线切割闭合器从左侧上方的主操作孔进入腹腔，在预定位置垂直于十二指肠长轴的方向完全含住十二指肠，然后将其沿顺时针方向旋转 90°，由十二指肠后壁向前壁的方向切断十二指肠（图 8-9）。而后使用 2 把闭合器从大弯侧至小弯侧切断胃完成胃的离断（图 8-10）。将标本装入标本袋后，超声刀分别于十二指肠后壁及残胃大弯侧各打开一个小孔（图 8-11，图 8-12）。由于胃的游离度较大，张开直线切割闭合器后应先将一臂伸入残胃大弯侧的小孔，并使胃后壁预吻合处与胃的切缘距离约为 2cm；再将另一臂伸入十二指肠后壁的小孔，并将十二指肠切缘逆时针旋转 90°，将十二指肠后壁与残胃吻合（图 8-13）。而后通过共同开口观察吻合情况（图 8-14），确认吻合满意后分别在共同开口两端和胃与十二指肠切缘处缝合 3 针以较好地对合牵拉（图 8-15），再用直线切割闭合器将残胃与十二指肠的共同开口闭合（图 8-16），完成腔镜下传统的三角吻合（图 8-17）。于脐下 Trocar 切口处延长至 3cm，取出标本。

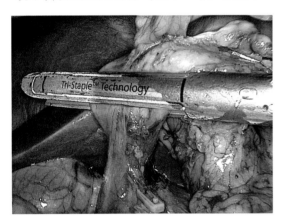

图 8-9　直线切割闭合器切断十二指肠

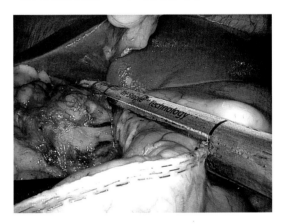

图 8-10　直线切割闭合器离断胃

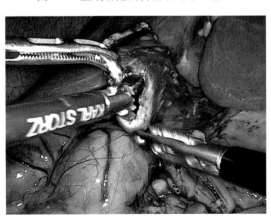

图 8-11　超声刀于十二指肠后壁打开一个小孔

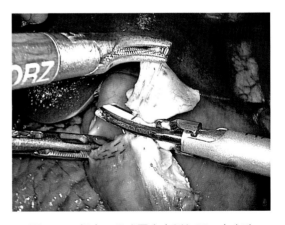

图 8-12　超声刀于残胃大弯侧打开一个小孔

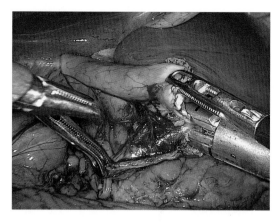

图 8-13　直线切割闭合器将十二指肠后壁
与残胃吻合

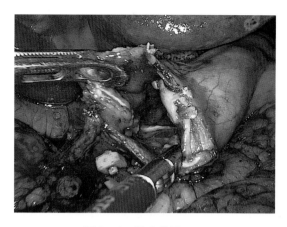

图 8-14　检查共同开口

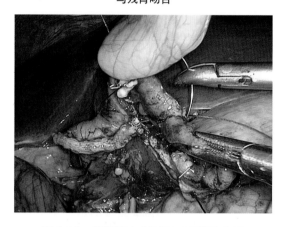

图 8-15　腔镜下在共同开口两端及中间
缝合 3 针以较好地对合牵拉

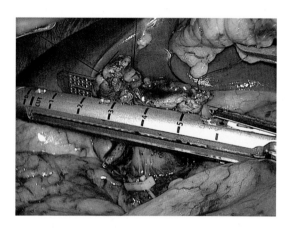

图 8-16　直线切割闭合器闭合共同开口

　　然而，传统三角吻合闭合共同开口后十二指肠盲端形成的盲角，胃、十二指肠切缘和共同开口切缘的 2 个交角，理论上即存在三个薄弱点（图 8-18），增加了术后吻合口相关并发症发生风险。笔者在应用该技术的过程中为了提高其安全性对其进行了改良[28,29]，将十二指肠盲角完整切除，同时切除十二指肠切缘与共同开口闭合缘的交角，仅留下 1 个胃切缘和共同开口切缘的交角，使传统三角吻合后存在的三个薄弱点减少两个，吻合后外观呈倒 T 形（图 8-19）。在操作上，在共同开口对合后，助手右手的钳子将十二指肠断缘的盲角提起，置于直线切割闭合器内（图 8-20），主刀击发直线切割闭合器闭合共同开口，其方向应与胃切缘垂直，同时将十二指肠断缘一并完

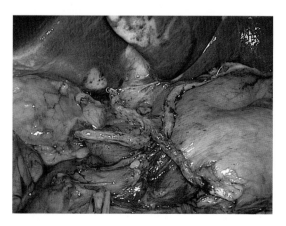

图 8-17　传统胃十二指肠三角吻合口外观

整切除。而在闭合共同开口时，笔者发现可通过取消镜下缝合的步骤，仅利用主刀与助手器械的协调操作直接对合共同开口，从而简化手术步骤使其更易操作（图8-21，视频8）。

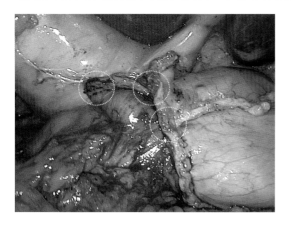

图8-18 传统三角吻合口三个薄弱点

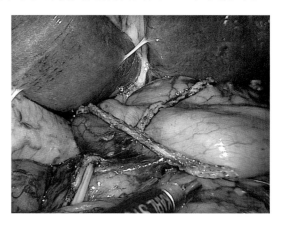

图8-19 改良三角吻合的倒T形吻合口外观

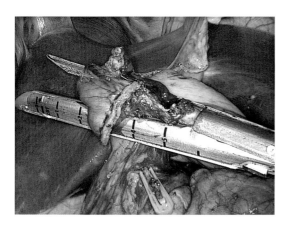

图8-20 十二指肠盲角置于直线
切割闭合器内，闭合共同开口

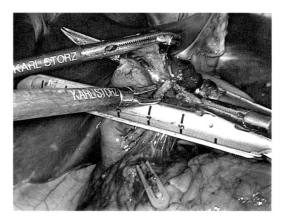

图8-21 利用主刀和助手的器械
将共同开口对合

视频8 全腹腔镜胃癌远端胃大部切除术后改良三角吻合术

笔者单位对比分析了 22 例行传统三角吻合和 41 例行改良三角吻合两组患者的临床资料发现，改良三角吻合的操作更为简易，能够明显缩短吻合时间[23]。另外，笔者也总结了 102 例行改良三角吻合患者的临床资料，结果显示，46 例早期胃癌患者无一例出现吻合口瘘、吻合口出血等吻合口相关并发症，而在全部的患者中，仅有 2 例病期较晚期的老龄患者发生了吻合瘘，但均通过保守治疗痊愈，无吻合口出血、吻合口狭窄等其他吻合口相关并发症；而全组患者平均吻合时间仅为（12.2±4.2）分钟，且术中出血量、术后并发症发生率等与文献报道相当；初步结果表明该改良术式在全腹腔镜胃远端癌根治术中是安全可行的，能减少吻合口处的薄弱点，避免十二指肠盲端血运不良，临床疗效满意，可以推广[29]。

### （二）全腹腔镜下胃远端癌 Billroth-Ⅱ式吻合技术

1. 吻合方法　为完全在腔镜下应用直线切割闭合器完成残胃和空肠的功能性侧-侧吻合。当肿瘤累及幽门管或十二指肠时，为了能在肿瘤根治性切除的基础上，保证吻合的安全性，可行 Billroth-Ⅱ式吻合。自 1996 年西班牙学者 Ballesta-Lopez 最早开展全腔镜下的 Billroth-Ⅱ式吻合以来，其吻合技巧各式各样，其中以仅利用直线切割闭合器完成吻合的方法最为简便。

2. 操作要点　完成腹腔镜下淋巴结清扫后，使用直线切割闭合器进行消化道重建。充分游离十二指肠后用腔内直线切割闭合器在预定位置将其切断。而后使用 2 把闭合器从大弯侧至小弯侧切断胃完成胃的离断。将标本装入标本袋后，超声刀于残胃大弯侧打开一个小孔。寻找 Treitz 韧带，在距 Treitz 韧带 12～15cm 处的系膜缘对侧空肠打开一个小孔（图 8-22）。张开 60mm 直线切割闭合器的两臂，先将一臂朝空肠近端的方向伸入空肠的小孔，暂时关闭钳口，然后将空肠上提，于横结肠前松开钳口，将闭合器的另一臂伸入残胃大弯侧的小孔行残胃大弯与空肠的侧-侧吻合形成一个共同开口（图 8-23）。结肠前吻合中近端空肠输入肠袢不宜过长，避免扭曲形成内疝，或者造成肠袢扭转，造成肠管缺血、坏死。而后通过共同开口观察吻合口内情况（图 8-24），确认吻合满意后，无损伤抓钳抓持侧-侧吻合共同开口的两端将其展平，必要时缝合 3 针以便于提拉及更好的对合，置入 60mm 闭合器关闭共同开口（图 8-25），完成吻合（图 8-26）。于脐下 Trocar 切口处延长至 3cm，取出标本。

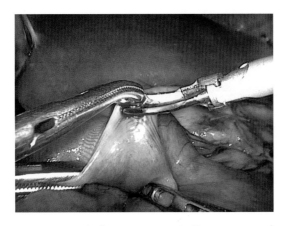

图 8-22　超声刀于距 Treitz 韧带 12～15cm 处的空肠打开一个小孔

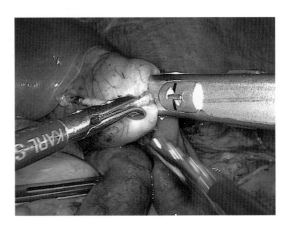

图 8-23　直线切割闭合器行残胃大弯与空肠的侧-侧吻合

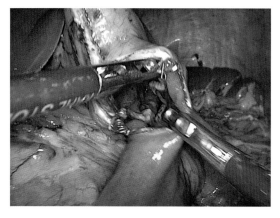

图 8-24 通过共同开口观察吻合口内情况

图 8-25 直线切割闭合器闭合共同开口

**（三）全腹腔镜下胃癌全胃切除并功能性食管空肠侧-侧吻合**

1. 吻合方法 在腹腔镜下应用直线切割闭合器将食管与十二指肠在预切位置离断，而后完成功能性食管空肠侧-侧吻合及空肠侧-侧吻合的方法。该吻合方式最早由日本 Uyama 等报道，由于其免去了圆形吻合器需行荷包缝合与置入底钉座这两个困难的操作步骤，同时还避免了当食管或空肠直径很小时置入吻合器困难，吻合口大小也不受食管直径的限制，降低了术后吻合口狭窄的发生率，故成为全腹腔镜下全胃切除 Roux-en-Y 吻合的理想术式。

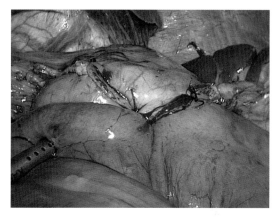

图 8-26 Billroth-Ⅱ式吻合完成后吻合口外观

2. 操作要点 在腹腔镜下完成淋巴结清扫后，向下牵拉胃，显露并切断迷走神经，游离裸化食管超过肿瘤上缘至少 5cm，以保证切缘阴性。充分游离十二指肠后用腔内直线切割缝合器切断十二指肠。于贲门上方切断食管（图 8-27）。而后在距屈氏韧带约 20cm 空肠系膜侧裸化肠壁约 1cm，直线切割闭合器切断该处空肠（图 8-28），分别于远端空肠残端 7cm 处的系膜缘对侧肠壁及食管切缘的左侧处开一小孔（图 8-29，图 8-30），切开食管壁及肠壁时，可用超声刀，特别注意勿伤及对侧食管壁及肠壁组织。接着，60mm 直线切割闭合器两臂分别插入两孔，由于空肠的游离度较大，张开直线切割闭合器后应先将一臂伸入空肠的小孔再将另一臂伸入食管腔，而后击发闭合器形成一个共同开口（图 8-31，图

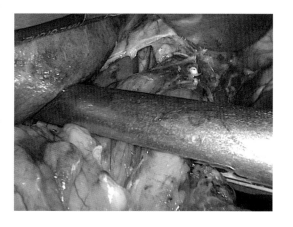

图 8-27 直线切割闭合器贲门上方切断食管

8-32）。通过共同开口观察吻合情况（图8-33），确认吻合满意后于镜下缝合共同开口完成食管空肠吻合（图8-34，图8-35）。距食管空肠吻合口下方40cm左右系膜缘对侧空肠及近端空肠分别用超声刀打开一小孔，分别于两孔处置入45mm直线切割器之两臂，直线闭合闭合器行空肠空肠侧-侧吻合（图8-36），确认无出血、肠黏膜无损伤后镜下缝合共同开口，完成吻合（图8-37，图8-38，视频9）。

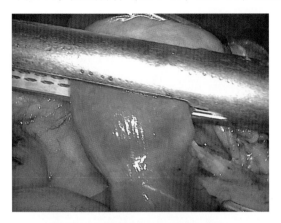

图8-28    直线切割闭合器切断空肠

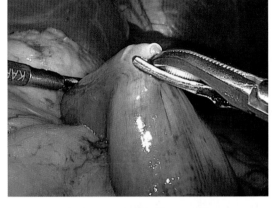

图8-29    远端空肠取一小孔

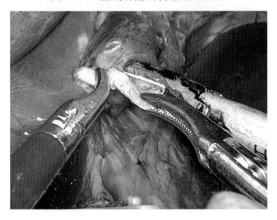

图8-30    食管切缘的左侧处取一小孔

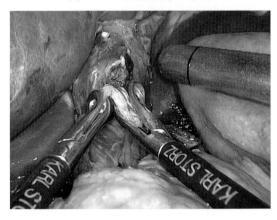

图8-31    直线切割闭合器先将一臂伸入空肠的小孔

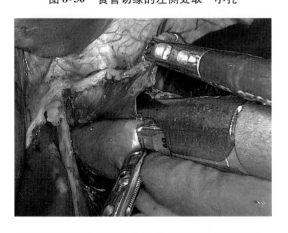

图8-32    直线切割闭合器行食管空肠侧-侧吻合

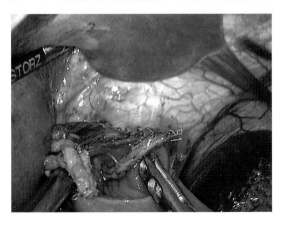

图8-33    通过共同开口观察吻合情况

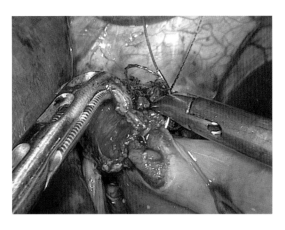

图 8-34 腔镜下缝合共同开口

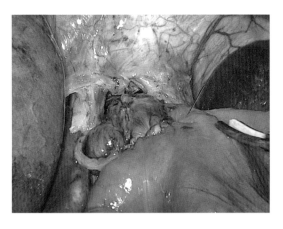

图 8-35 完成食管空肠吻合

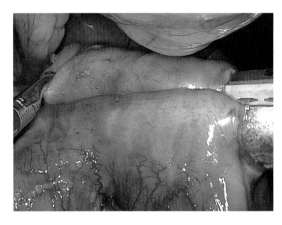

图 8-36 直线切割闭合器行空肠空肠侧-侧吻合

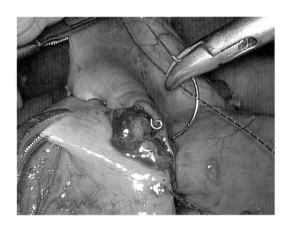

图 8-37 腔镜下缝合共同开口

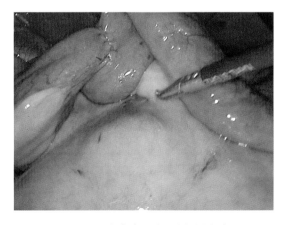

图 8-38 完成空肠空肠侧-侧吻合

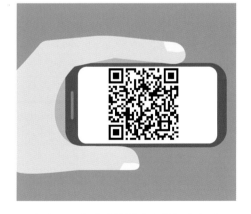

视频 9 全腹腔镜胃癌全胃切除术后
Roux-en-Y 吻合术

**（四）全腹腔镜下胃癌全胃切除经口底钉座置入装置（OrVil™）吻合术**

1. 吻合方法　OrVil™是一种一体化的经口钉砧头放置装置，前段引导导管与后段钉砧头的中心杆用线相连，经口置入后直接发挥钉砧头的作用，且不需要进行食管断端的荷包缝合。OrVil™系统顶部的倾斜钉砧头设计有助于其方便地通过口腔及食管上段，当钉砧头与吻合器器身对合后则会自动回复水平位置。采用OrVil™底钉座置入装置行腹腔镜下的吻合，视野暴露较清晰，操作也较为简便，且能够获得更高的手术切缘。该方法简化了钉砧头置入过程，缩短手术时间，吻合简单易行，为体腔内消化道重建时放置钉砧头提供了一种比较理想的解决方案。

2. 操作要点　在腹腔镜下完成胃的游离和淋巴结清扫后，向下牵拉胃，游离食管后方、贲门右侧，切断迷走神经前后支，游离食管约6cm，用直线切割闭合器切断十二指肠，并在距离肿瘤上缘3cm以上横行切闭食管（图8-39）。然后在有经验的麻醉师帮助下，将OrVil™吻合器中的导引管底钉座通过口腔缓慢送至食管残端，应注意导引管和钉砧头应充分润滑，患者头部应尽量后仰，使钉砧头光面朝向硬腭一侧，待其进入食管后放掉气管插管的安全气囊，在咽喉镜的直视下全程导入。超声刀在食管残端闭合处开一小孔，其直径以仅能通过导引管为宜（图8-40）。将导引管从小口中逐渐拖出至腹腔，直至白色塑料胶圈完全显露（图8-41），用力切忌粗暴，应轻柔缓慢牵拉，遇到阻力时稍稍用力牵引即可，避免用力过大导致食管撕脱；剪断钉砧头部与导引管的缝线（图8-42），使钉砧头部与食管残端基本贴合，而后抓钳夹持住白色部分，经主操作孔撤去导引管（图8-43）。接着取上腹部正中剑突下4~5cm纵向切口，置入切口保护器，将全胃标本取出送病理检查。而后经小切口于屈氏韧带下方20cm处空肠系膜侧裸化肠壁约1cm并切断空肠上段，闭合近端空肠开口。远端空肠开口处置入OrVil™ 25mm吻合器器身，经上腹部小切口进入腹腔（图8-44）。而后重建气腹，在腹腔镜监视下圆形吻合器与食管内底钉座对合（图8-45），完成食管-空肠端-侧吻合（图8-46）。而后，远端空肠开口用腔内直线切割闭合器闭合（视频10）。

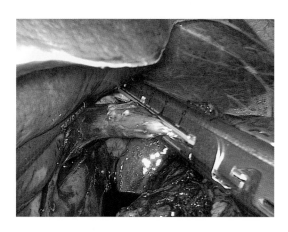

图8-39　直线切割闭合器横行切闭食管

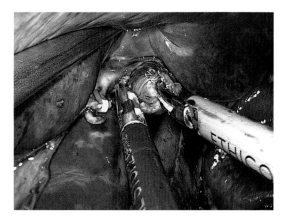

图8-40　超声刀在食管残端闭合处开一小孔

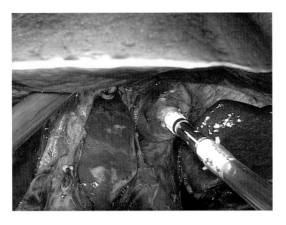

图 8-41　完全显露导管白色塑料胶圈

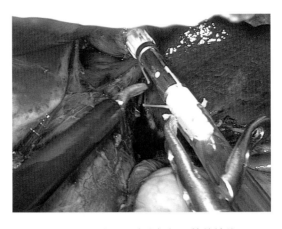

图 8-42　剪断钉砧头部与导管的缝线

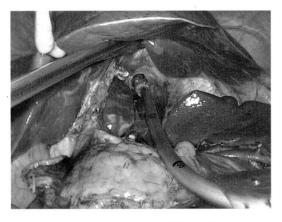

图 8-43　经主操作孔撤去导管

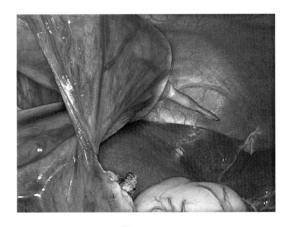

图 8-44　OrVil™ 25mm 吻合器器身经上
腹部小切口进入腹腔

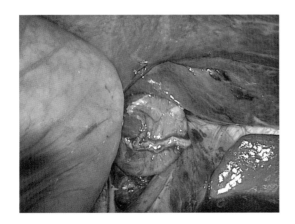

图 8-45　在腹腔镜监视下圆形吻合器与
食管内底钉座对合

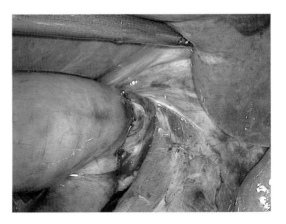

图 8-46　完成食管-空肠端-侧吻合

171

**视频 10　全腹腔镜胃癌全胃切除术后 OrVil™ 吻合术**

　　然后在距食管空肠吻合口下方 40cm 左右空肠对系膜缘及近断端空肠分别用超声刀打开一小口，张开 45mm 直线切割闭合器将两臂分别置入两孔内行空肠侧-侧吻合形成一个共同开口，确认无出血、肠黏膜无损伤后镜下缝合共同开口，完成空肠的侧-侧吻合。笔者单位[27]总结了 28 例应用 OrVil™ 装置在腹腔镜下行食管-空肠吻合的胃底贲门癌患者的临床资料，初步结果显示，全组患者手术均顺利完成，无一例中转开腹；平均手术时间 143 分钟，术中出血 70ml，平均清扫淋巴结数 36.4 枚；经 28.6（24～36）个月时间随访，未发现肿瘤复发以及吻合口狭窄、反流性食管炎等并发症发生。笔者认为，应用 OrVil™ 装置行食管-空肠吻合是安全、可行的，能降低消化道重建难度，并不会增加术后并发症及肿瘤复发的风险。

　　总之，当代对微创、生活质量的高要求使得腹腔镜胃切除术后的消化道重建面临巨大的挑战。正确选择腹腔镜胃癌根治术后的消化道重建，减少术后并发症的发生，是腹腔镜胃癌根治术的基本要求。但是，由于腹腔镜胃癌根治术后的消化道重建有其特殊性，操作难度较大，技术要求较高，不必一味追求腹腔镜技术的成功和完美，强求在全腹腔镜下完成消化道重建。术者在具有一定的常规开腹手术经验的基础上，应严格掌握腹腔镜胃癌根治术的手术适应证，根据肿瘤部位、病期早晚、胃切除范围，结合腹腔镜的操作特点和术者腹腔镜操作的熟练程度选择合理的重建方法，更好地发挥腹腔镜的微创优势，保证患者术后获得良好的生活质量。

# 参考文献

1. Huscher CG，Mingoli A，Sgarzini G，et al. Laparoscopic versus open subtotal gastrectomy for distal gastric cancer：five-year results of a randomized prospective trial. Ann Surg. 2005；241（2）：232.

2. Kitano S，Shiraishi N，Uyama I，et al. A multicenter study on oncologic outcome of laparoscopic gastrectomy for early cancer in Japan. Ann Surg. 2007；45（1）：68.

3. Park DJ，Han SU，Hyung WJ，et al. Long-term outcomes after laparoscopy-assisted gastrectomy for advanced gastric cancer：a large-scale multicenter retrospective study. Surg Endosc. 2012；26（6）：

1548-1553.

4. Qiu J, Pankaj P, Jiang H, et al. Laparoscopy versus open distal gastrectomy for advanced gastric cancer: a systematic review and meta-analysis. Surg Laparo Endo Per. 2013; 23 (1): 1-7.

5. Ballesta-Lopez C, Bastida-Vila X, Catarci M, et al. Laparoscopic Billroth II distal subtotal gastrectomy with gastric stump suspension for gastric malignancies. Am J Surg. 1996; 171 (2): 288-292.

6. Uyama I, Sugioka A, Fujita J, et al. Laparoscopic total gastrectomy with distal pancreatosplenectomy and D2 lymphadenectomy for advanced gastric cancer. Gastric Cancer. 1999; 2 (4): 230-234.

7. Kanaya S, Gomi T, Momoi H, et al. Delta-shaped anastomosis in totally laparoscopic Billroth I gastrectomy: new technique of intraabdominal gastroduodenostomy. J Am Coll Surg. 2002; 185 (2): 284-287.

8. Takaori K, Nomura E, Mabuchi H, et al. A secure technique of intracorporeal Roux-Y reconstruction after laparoscopic distal gastrectomy. Am J Surg. 2005; 188 (2): 178-183.

9. Jeong O, Park YK. Intracorporeal circular stapling esophagojejunostomy using the transorally inserted anvil (OrVil) after laparoscopic total gastrectomy. Surg Endosc. 2008; 23 (11): 2624-2630.

10. Kinoshita T, Shibasaki H, Oshiro T, et al. Comparison of laparoscopy-assisted and total laparoscopic Billroth-I gastrectomy for gastric cancer: a report of short-term outcomes. Surg Endosc. 2011; 25 (5): 1385-1401.

11. Ikeda O, Sakaguchi Y, Aoki Y, et al. Advantages of totally laparoscopic distal gastrectomy over laparoscopically assisted distal gastrectomy for gastric cance. Surg Endosc. 2008; 23 (10): 2374-2378.

12. Lee SW, Tanigawa N, Nomura E, et al. Benefits of intracorporeal gastrointestinal anastomosis following laparoscopic distal gastrectomy. World J Surg Oncol. 2012; 10: 267.

13. Song KY, Park CH, Kang HC, et al. Is totally laparoscopic gastrectomy less invasive than laparoscopy-assisted gastrectomy: prospective, multicenter study. J Gastrointest Surg. 2008; 12 (6): 1015-1021.

14. Kunisaki C, Makino H, Yamamoto N, et al. Learning curve for laparoscopy-assisted distal gastrectomy with regional lymph node dissection for early gastric cancer. Surg Laparo Endo Per. 2008; 18 (3): 236-241.

15. Kim HG, Park JH, Jeong SH, et al. Totally laparoscopic distal gastrectomy after learning curve completion: comparison with laparoscopy-assisted distal gastrectomy. J Gastric Cancer. 2013; 13 (1): 26-33.

16. Kim MG, Kawada H, Kim BS, et al. A totally laparoscopic distal gastrectomy with gastroduodenostomy (TLDG) for improvement of the early surgical outcomes in high BMI patients. Surg Endosc. 2011; 25 (4): 1076-1082.

17. Okabe H, Obama K, Tsunoda S, et al. Advantage of completely laparoscopic gastrectomy with linear stapled reconstruction: a long-term follow-up study. Ann Surg. 2014; 258 (1): 108-116.

18. Kim BS, Yook JH, Choi YB, et al. Comparison of early outcomes of intracorporeal and extracorporeal gastroduodenostomy after laparoscopic distal gastrectomy for gastric cancer. J Laparoendosc Adv S. 2011; 21 (5): 387-381.

19. Hong L, Han Y, Jin Y, et al. The short-term outcome in esophagogastric junctional adenocarcinoma patients receiving total gastrectomy: Laparoscopic versus open gastrectomy-A retrospective cohort study. Int J Surg. 2013; 11 (8): 857-861.

20. Kim HS, Kim BS, Lee IS, et al. Comparison of totally laparoscopic total gastrectomy and open total gastrectomy for gastric cancer. J Laparoendosc Adv S. 2013; 23 (4): 323-331.

21. Oki E, Sakaguchi Y, Ohgaki K, et al. The impact of obesity on the use of a totally laparoscopic distal gastrectomy in patients with gastric cancer. J Gastric Cancer. 2012; 12 (2): 108-112.

22. Sugimoto M, Kinoshita T, Shibasaki H, et al. Short-term outcome of total laparoscopic distal gastrectomy for overweight and obese patients with gastric cancer. Surg Endosc. 2013; 27 (11): 4281-4286.

23. Huang CM，Lin M，Lin JX，et al. Comparision of modified and conventional delta-shaped gastroduodenostomy in totally laparoscopic surgery. World J Gastroentero. 2014；20（30）：10478-10485.

24. Huang CM，Lin JX，Zheng CH，et al. Application of delta-shaped anastomosis in totally laparoscopic distal gastrectomy. Zhonghua Wei Chang Wai Ke Za Zhi. 2013；16（2）：140-143.

25. Lee J，Kim D，Kim W. Comparison of laparoscopy-assisted and totally laparoscopic Billroth-II distal gastrectomy for gastric cancer. J Korean Surg Soc. 2012；82（3）：135-142.

26. Ebihara Y，Okushiba S，Kawarada Y，et al. Outcome of functional end-to-end esophagojejunostomy in totally laparoscopic total gastrectomy. Langenbecks Arch Surg. 2013；388（3）：475-478.

27. Xie JW，Huang CM，Zheng CH，et al. A safe anastomotic technique of using the transorally inserted anvil （OrVil）in Roux-en-Y reconstruction after laparoscopy-assisted total gastrectomy for proximal malignant tumors of the stomach. World J Surg Oncol. 2013；11：256-262.

28. Huang CM，Lin M，Chen QY，et al. A modified intracorporeal Billroth-I anastomosis after laparoscopic distal gastrectomy for gastric cancer：A safe and feasible technique. Ann Surg Oncol. 2015；22（1）：247.

29. Huang CM，Lin M，Chen QY，et al. A modified delta-shaped gastroduodenostomy in totally laparoscopic distal gastrectomy for gastric cancer：a safe and feasible technique. PLOS ONE. 2014；9（7）：e102736.

# 第九章

# 腹腔镜胃癌手术相关并发症防治

外科手术仍然是目前治疗胃癌最重要的手段。腹腔镜技术在胃癌根治性手术中的应用不断发展，并逐步由治疗早期胃癌拓展到进展期胃癌，取得了令人鼓舞的疗效。由于胃周血供丰富、解剖层次复杂和淋巴转移广泛，而且在我国进展期，尤其是伴随淋巴结转移的进展期胃癌占大多数，对术者的要求颇高，手术安全性和术后并发症值得胃肠微创外科医师的关注。现结合相关文献和笔者对 2500 余例腹腔镜胃癌手术的经验，就腹腔镜胃癌手术并发症的原因及其分类，预防和处理措施进行论述。

日本内视镜学会（JSES）第 7、8、9 次全国调查显示，随着腹腔镜远端胃癌根治术手术例数的逐年递增（2671 例、3792 例和 6615 例），术中并发症（3.5%、1.9% 和 1.7%）和术后并发症（14.3%、9.0% 和 8.2%）逐年减少[1]。韩国一项对 10 个中心 1485 例腹腔镜胃癌根治术患者的回顾性研究发现，腹腔镜胃癌根治术的并发症发生率和死亡率分别为 14.0% 和 0.6%[2]。中国腹腔镜胃癌协作组（CLASS）回顾性分析多中心 1331 例进展期胃癌腹腔镜手术的结果显示，有 115 例（11.3%）患者术后出现并发症[3]。笔者单位对 2170 例腹腔镜胃癌手术的回顾性研究表明，术后并发症发生率为 14.7%（318/2170）；其中严重并发症患者 78 例，发生率为 3.6%。

## 一、与手术直接相关腹部并发症

### （一）术中腹腔出血

术中腹腔出血，尤其是大血管损伤引起的出血，是腹腔镜手术严重并发症之一，也是导致中转开腹的重要原因。Ryu 等[4]对 347 例胃癌行腹腔镜辅助根治性远端胃大部切除术，术中损伤肝总动脉 2 例，损伤脾动脉 1 例，术中创面严重渗血 2 例，出血导致中转开腹比率为 1.4%（5/347）。术中出血的原因可归结为：①清扫胃周淋巴时误伤邻近血管。如在清扫 No. 8、No. 11 淋巴结时，误伤肝总动脉或脾静脉；清扫 No. 6 或 No. 14v 淋巴结时，误伤 Helen 干、胰十二指肠上前静脉或结肠静脉。②对血管变异认识不足导致出血。如对肝总动脉缺如的患者进行淋巴结清扫时损伤门静脉；清扫胰腺上缘淋巴结时误伤位于脾动脉后方的冠状静脉等。③暴力牵拉导致相关脏器、血管撕裂。如在牵拉大网膜或离断脾胃韧带时撕裂脾脏；提拉胃胰皱襞时撕裂冠状静脉等。④解剖层次辨认不清，进入错误的解剖平面。如在清扫 No.6 淋巴结时误入横结肠系膜层面，损伤结肠血管。⑤超声刀使用不当。如切割组织过大、离断速度过快或血管夹闭不全等。

对此，笔者的体会是，熟识正确的解剖标志和选择安全的解剖平面是预防腹腔镜胃癌手术术中出血的关键。在淋巴结清扫过程中应始终坚持由浅入深的原则，寻找正确的解剖间隙。此外，对于肿大的淋巴结应确保完整切除以避免淋巴结断端出血。一旦术中误伤血管导致出血，应该在助手协助下及时吸净出血，充分暴露出血部位，尽快予以血管夹止血；对于胰腺、脾脏或者淋巴结断端等实质性组织器官渗血，可采用小块干纱布压迫止血；对于难以控制的腹腔大出血应该及时中转开腹止血。

### （二）十二指肠残端漏

十二指肠残端漏是胃癌根治术严重的术后并发症。意大利的一项多中心研究显示[5]，胃切除术后十二指肠残端漏的发生率为 1.8%（68/3785）。Orsenigo 等[6] 报道 1287 例腹腔镜胃癌手术患者，有 32 例发生十二指肠残端漏，发生率为 2.5%，中位发生时间为术后 6.6 天。笔者总结了 2170 例腹腔镜胃癌手术的临床资料，共 8 例发生十二指肠残端漏，发生率为 0.4%。十二指肠残端漏的原因可能包括以下几个方面：①在裸化十二指肠时超声刀功能面灼伤肠壁；②腹腔镜下用直线切割闭合器离断十二指肠时牵引张力较大，导致残端缝合钉脱落；③空肠输入袢梗阻造成十二指肠肠腔压力过高。十二指肠残端漏尽管发生率较低，一旦发生，大部分可采用腹腔引流、肠外营养和使用生长抑素等保守疗法治愈；手术治疗一般在保守治疗失败或者合并腹腔出血等其他并发症的情况下才被采纳[7]。

### （三）吻合口并发症

随着吻合器械技术的进步，有关吻合口并发症的发生率已经有了明显下降。目前，胃癌根治术后吻合口并发症主要有吻合口出血、吻合口漏、吻合口狭窄。Tanizawa[8] 等总结了 1400 例腹腔镜胃癌手术，结果显示，术后早期吻合口出血的发生率为 0.4%（6/1400）。Tanimura 等[9] 报道 235 例胃癌行腹腔镜胃癌 D2 根治术，1 例吻合口出血，2 例吻合口漏，1 例吻合口狭窄，发生率为 1.7%。笔者单位的研究显示，腹腔镜胃癌手术后吻合口并发生发生率为 1.6%（35/2170），其中吻合口出血为 0.5%（11/2170），吻合口漏为 1.0%（21/2170），吻合口狭窄为 0.1%（3/2170）。吻合口出血一般发生在术后 72 小时之内，而且大多数发生在术后 12~24 小时[10]，大部分患者通过保守治疗可以获得治愈，但是对于较大的出血应果断再次手术止血。此外，有学者认为腹腔镜手术对明确出血位置、止血以及评估再发出血的风险有较大价值，是值得推荐的治疗手段[11]。文献报道，胃癌术后吻合口漏的发生率为 0.5%~5.9%[12-14]。对于吻合口漏，笔者的体会是，纠正患者术前贫血和低蛋白血症以及确保吻合口良好的血供和没有张力是预防吻合口漏的关键，吻合器局部吻合不满意者，应该辅助手工加固缝合。大多数吻合口漏是微小的渗漏，可以通过保守治疗得到痊愈。Kim 等研究显示，对于 <2cm 的吻合口漏，内镜下闭合瘘口的成功率为 73.1%（19/33），有效率为 92.4%（31/33），该项研究认为，对于 <2cm 的吻合口漏选择内镜下治疗是值得推荐的[15]。若严重吻合口漏合并腹腔脓肿，应强调通畅引流，同时可以选择在胃镜下或者 X 线引导下放置空肠营养管并予以肠内营养支持。胃癌行 Billroth-I式器械吻合术后吻合口狭窄的发生率为 1.1%~8.0%[16-19]，吻合口狭窄的发生可能与吻合口漏相关[20]，而所选择的吻合器大小并没有增加吻合口狭窄的发生率[21]。因此，笔者更应该重视对吻合口漏的预防。吻合口狭窄的治疗首选内镜下气囊扩张或者支架置入，对于合并

全身营养障碍的患者，笔者主张可予在内镜下放置空肠营养管予以肠内营养支持。

### （四）胰漏和胰腺炎

腹腔镜胃癌根治术后胰漏和急性胰腺炎偶有发生。Jiang 等[22]的一项大宗病例研究显示，腹腔镜胃癌术后胰漏的发生率为 0.9%（10/1026）。Park 等[23]报道 300 例腹腔镜胃癌手术中仅有 2 例（0.7%）发生胰漏，与笔者的数据（5/2170，0.2%）基本一致。胰漏和胰腺炎的发生与手术中损伤胰腺组织直接相关，如清扫 No. 6 淋巴结时误将胰腺舌叶认为淋巴组织切除分离；进行脾门淋巴结清扫时将胰尾组织误认为淋巴结而将其切除；或者在分离胰腺被膜时将超声刀功能面朝向胰腺而损伤胰腺实质等。胰漏虽然少见，但是极易并发腹腔感染和脓肿甚至造成严重全身性感染和腹腔大出血直接威胁患者的生命，应该引起外科医生足够的重视。一旦出现胰漏，应保持腹腔双套管冲洗通畅并及时使用抑制胰腺分泌的药物，必要时实施外科手术引流和灌洗。

### （五）淋巴漏

由于腹腔镜胃癌手术普遍采用超声刀切割、分离，理论上术后淋巴漏的发生率和引流量比传统开腹手术更低。笔者单位数据库中 2170 例腹腔镜胃癌手术未发生超过 1000ml/24h 的大量淋巴漏，对其中 1366 例患者的数据统计显示，术后小量淋巴漏（引流量为 30～100ml/24h）的发生率为 4.2%（57/1366）。笔者的体会是，术后淋巴漏的发生与忽视淋巴管断端的处理密切相关，淋巴结清扫完成后应重点检查 No. 7、8、9、12a 淋巴结区域的创面，若发现乳白色或胶冻样液体渗出，应在直视下确切缝扎并妥善放置引流管，切勿存在侥幸心理。一旦发生淋巴漏，应保持引流通畅，加强肠外营养支持并维持水电解质平衡。绝大部分淋巴漏可以通过保守治疗好转，对于再次手术应持谨慎态度。

### （六）肠梗阻

腹腔镜胃癌手术后小肠梗阻的发生率明显低于传统开腹手术[3]。Adachi 等[24]报道 49 例早期胃癌行腹腔镜辅助根治性远端胃大部切除术，1 例发生术后肠梗阻，发生率为 2.0%，而笔者单位的数据显示，腹腔镜胃癌术后肠梗阻发生率为 1.1%（24/2170）。术后肠梗阻原因复杂，粘连和炎症反应是主要原因[25-26]。为减少术后肠梗阻的发生，应做好术前肠道准备，以减少消化道重建时造成的腹腔污染，减轻腹腔炎症反应；术中创面彻底止血，关闭肠系膜裂孔；术后鼓励患者早期下床活动等。另外，腹腔镜手术本身也是很好的预防措施[27]。Lee 等[28]对比分析 1002 例腹腔镜胃癌手术和 629 例传统开腹手术，腹腔镜组的术后肠梗阻发生率为 0.6%，而开腹组为 1.1%，差异具有统计学意义。术后肠梗阻一旦发生，应密切观察患者生命征及腹部体征，若出现肠绞窄趋势时应及时手术。

### （七）残胃无力

残胃无力是胃大部切除术后早期出现的并发症，各家报道差异较大。Ryu 等[4]报道 347 例腹腔镜胃癌手术中，仅 1 例发生残胃无力，发生率为 0.3%；而 Adachi 等[24]观察到的残胃无力症发生率则高达 4.1%（2/49）。笔者单位的资料显示，腹腔镜胃癌术后残胃无力的发生率为 0.9%（20/2170）。残胃无力病因复杂，文献报道手术应激使交感神经兴奋，抑制胃肠平滑肌收缩可能与残胃无力的发生相关[10]。残胃无力治疗上因采用禁食、持续胃肠减压、促进胃肠道蠕动、加强肠外营养等保守措施，并做好与患者的沟通，树立信心。在排除机械性梗阻的情况下，切忌再次手术。

## 二、与手术相关全身并发症

腹腔镜手术微创优势在减少术后全身并发症的方面同样得到了充分的体现[23,29]。Lee等[5]的研究结果显示，腹腔镜胃癌手术后肺部并发症发生率为2.2%（22/1002），心肌梗死发生率为0.0%（0/1002），肝功能衰竭发生率为0.0%（0/1002）；而对开腹对照组分别为6.4%（40/629），0.2%（1/629）和0.2%（1/629）。韩国另一项前瞻性随机对照试验则显示腹腔镜手术组的肺部并发症发生率为8.3%，而开腹手术组为30.4%，差异具有统计学意义[30]。可见，腹腔镜胃癌手术本身也是降低全身并发症发生率的有效措施，对并发症的处理原则同开腹手术。

## 三、与气腹有关并发症

腹腔镜胃癌手术与气腹有关的并发症主要包括皮下气肿、气栓、高碳酸血症等。Lee等[28]研究报道，腹腔镜胃癌手术皮下气肿的发生率为1.2%（2/1002）。皮下气肿多数情况下是由于气腹针误入皮下组织所致；少部分是由注入腹腔的$CO_2$经穿刺孔弥散至皮下产生，严重的气肿可以导致气栓。高碳酸血症是人工气腹建立后，由于$CO_2$在血液中的高度可溶性使外源性$CO_2$经腹膜迅速弥散进入循环系统而机体无法代偿所致。因此，气腹压力不宜过大，应维持在 $10\sim15mmHg$ 以减小 $CO_2$ 腹腔-血液间的压力梯度。一旦发生此类并发症，小范围的气肿或轻度的高碳酸血症可暂不处理，予以密切观察，并尽量缩短手术时间；若影响生命体征，则应及时中转开腹。

## 四、与 Trocar 穿刺、辅助切口有关并发症

Trocar 损伤腹壁动脉、穿刺失控导致腹膜后血管破裂出血或肠管损伤是腹腔镜手术特有的并发症。Kim 等[29] 报道显示，Trocar 穿刺部位出血的发生率为0.9%（2/219），但并没有导致中转开腹。Trocar 误伤腹膜后血管虽未见报道，但是在笔者的临床实践中发生过穿刺观察孔时损伤肠系膜下动脉导致紧急中转开腹的深刻教训。Trocar 穿刺相关出血并发症虽然发生率低，一旦发生，可能危及患者生命，必要时应及时中转开腹止血；对估计腹部正中可能存在肠管粘连的患者，可将主操作孔作为第一穿刺部位，穿刺成功后置入腹腔镜，在直视下进行脐下观察孔的穿刺。

腹腔镜胃癌手术导致 Trocar 孔或辅助切口种植也是评价腹腔镜技术应用于胃癌手术可行性的重要课题。有学者报道[31]，腹腔镜下胃肠肿瘤手术套管穿刺孔和辅助切口种植转移的发生率与同类开腹手术的切口并无明显差异。只要手术过程中坚持"不接触"和"整块切除"的原则，取出标本时重视穿刺孔和辅助口的保护，腹腔镜胃癌手术是安全的，并不会增加穿刺孔或辅助切口发生肿瘤种植的风险。

总之，腹腔镜胃癌手术仍是较高难度的手术操作，需要术者同时具备丰富的开腹手术经验、娴熟的腹腔镜手术技能和面对并发症果断采取再次手术治疗的胆识。在度过学习曲线后，腹腔镜胃癌手术是安全的，手术相关并发症的发生率不高于，甚至低于传统开腹手术。

# 参考文献

1. Etch T, Inomata M, Shiraishi N, et al. Revisional surgery after gastrectomy for gastric cancer: review of the literature. Surg Laparose Endosc Percutan Tech. 2010; 20 (5): 332-337.

2. Kim MC, Kim W, Kim HH, et al. Risk factors associated with complication following laparoscopy-assisted gastrectomy for gastric cancer: a large-scale Korean multicenter study. Ann Surg Oncol. 2008; 15 (10): 2692-2700.

3. Hu WG. Complications of laparoscopic gastreetomy for gastric cancer and the management. Chin J Gastrointest Surg. 2012; 15 (4): 325-327.

4. Ryu KW, Kim YW, Lee JH, et al. Surgical complications and the risk factors of laparoscopy-assisted distal gastrectomy in early gastric cancer. Ann Surg Oncol. 2008; 15 (6): 1625-1631.

5. Cozzaglio L, Coladonato M, Biffi R, et al. Duodenal fistula after elective gastrectomy for malignant disease: An Italian retrospective multicenter study. J Gastrointest Surg. 2010; 14 (5): 805-811.

6. Orsenigo E, Bissolati M, Socci C, et al. Duodenal stump fistula after gastric surgery for malignancies: a retrospective analysis of risk factors in a single centre experience. Gastric Cancer. 2014; 17 (4): 733-744.

7. Zarzour JG, Christein JD, Drelichman ER, et al. Percutaneoustranshepatic duodenal diversion for the management of duodenal fistulae. J Gastrointest Surg. 2008; 12 (6): 1103-1109.

8. Yutaka T, Etsuro B, Taiichi K, et al. Early postoperative anastomotic hemorrhage after gastrectomy forgastric cancer. Gastric Cancer. 2010; 13 (1): 50-57.

9. Tanimura S, Higashino M, Fukunaga Y, et al. Laparoscopic distal gastrectomy with regional lymph node dissection for gastric cancer. Surg Endosc. 2005; 19 (9): 1177-1181.

10. Tang SJ, Rivas H, Tang L, et al. Endoscopic hemostasis using endoclip in early gastrointestinal hemorrhage after gastric bypass surgery. Obes Surg. 2007; 17 (9): 1261-1267.

11. Mayer G, Lingenfelser T, Ell C. The role of endoscopy in early postoperative haemorrhage. Best Pract Res Clin Gastroenterol. 2004; 18 (5): 799-807.

12. Han MY, Han HL, Jung HS, et al. Negative impact of leakage on survival of patients undergoing curative resection for advanced gastric cancer. J Surg Oncol. 2011; 104 (7): 734-740.

13. Hyodo M, Hosoya Y, Hirashima Y, et al. Minimum leakagerate (0.5%) of stapled esophagojejunostomy with sacrifice of asmall part of the jejunum after total gastrectomy in 390 consecutive patients. Dig Surg. 2007; 24 (3): 169-172.

14. Yasunori D, Takeo F, Shinji M, et al. Identification of risk factors for esophagojejunal anastomotic leakage after gastric surgery. World J Surg. 2012; 36 (7): 1617-1622.

15. Kim YJ, Shin SK, Lee HJ, et al. Endoscopic management of anastomotic leakage after gastrectomy for gastric cancer: how efficacious is it? Scand J Gastroenterol. 2013; 48 (1): 111-118.

16. Hori S, Ochiai T, Gunji Y, et al. A prospective randomized trial of hand-sutured versus mechanically stapled anastomoses for gastroduodenostomy after distal gastrectomy. Gastric Cancer. 2004; 7 (1): 24-30.

17. Mimatsu K, Oida T, Kawasaki A, et al. Anastomotic stricture of Billroth-I gastroduodenostomy using a hemi-double stapling technique. Hepatogastroenterology. 2009; 56 (90): 381-384.

18. Takahashi T, Saikawa Y, Yoshida M, et al. Mechanical stapled versus hand-sutured anastomoses in Billroth-I reconstruction with distal gastrectomy. SurgToday. 2007; 37 (2): 122-126.

19. Park DJ, Lee HJ, Kim HH, et al. Predictors of operative morbidity and mortality in gastric cancer surgery. Br J Surg. 2005; 92 (9): 1099-1102.

20. Dewar L, Gelfand G, Finley RJ, et al. Factors affecting cervical anastomotic leak and stricture formation following esophagogastrectomy and gastric tube interposition. Am J Surg. 1992; 163 (5): 484-489.

21. Oh SJ, Baik YH, Hong SK, et al. Benign stricture of esophagojejunstomy after radical total gastrectomy. J Korean Gastric Cancer Assoc. 2005; 5: 246-250.

22. Jiang X, Hiki N, Nunobe S, et al. Postoperative outcomes and complications after laparoscopy-assisted pylorus-preserving gastrectomy for early gastric cancer. Ann Surg. 2011; 253 (5): 928-933.

23. Park JM, Jin SH, Lee SR, et al. Complications with laparoscopically assisted gastrectomy: multivariateanalysis of 300 consecutive cases. Surg Endosc. 2008; 22 (10): 2133-2139.

24. Adachi Y, Shiraishi N, Shiromizu A, et al. Laparoscopy-assisted Billroth I gastrectomy compared with conventional open gastrectomy. Arch Surg. 2000; 135 (7): 806-810.

25. Ellis H, Moran BJ, Thompson JN, et al. Adhesion-related hospital readmissions after abdominal and pelvic surgery: a retrospective cohort study. Lancet. 1999; 353 (9163): 1476-1480.

26. Kossi JA, Salminen PT, Laato MK. Surgical workload and cost of postoperative adhesion-related intestinal obstruction: importance of previous surgery. World J Surg. 2004; 28 (7): 666-670.

27. Hiki N, Shimoyama S, Yamaguchi H, et al. Laparoscopy-assisted pylorus-preserving gastrectomy with quality controlled lymph node dissection in gastric cancer operation. J Am Coll Surg. 2006; 203 (2): 162-169.

28. Lee JH, Park DJ, Kim HH, et al. Comparison of complications after laparoscopy-assisted distal gastrectomy and open distal gastrectomy for gastric cancer using the Clavien-Dindo classification. Surg Endosc. 2012; 26 (5): 1287-1295.

29. Kim MC, Choi HJ, Jung GJ, et al. Techniques and complications of laparoscopy-assisted distal gastrectomy (LADG) for gastric cancer. Eur J Surg Oncol. 2007; 33 (6): 700-705.

30. Lee JH, Han HS, Lee JH, et al. prospective randomized study comparing open vs laparoscopy-assisted distal gastrectomy in early gastric cancer: early results. Surg Endosc. 2005; 19 (2): 168-173.

31. Chen L. Prevention and treatment for complications after laparoscopic radical gastrectomy. Chin J Proc Gen Surg (Electronic Version). 2008; 2 (1): 43-45.